Milagre
Um Rei Chamado Arthur

A QUEM SE DESTINA?

Bem-vindo ao Livro - [Milagre] - "Um Rei Chamado Arthur".
Por Sérgio Duarte Rodrigues (Batata) & Alexandra de Miranda Rodrigues.
Com Participação Especial de Valdir Diniz De Paula Lima (o "Dico").

Como um "Pai", e com Mais de 10 anos de Experiência: em "Ser" o "Pai" do "Arthur". Tenho o prazer de guiá-lo nesta jornada de aprendizado e descoberta, com o objetivo de esclarecer o complexo, mas fascinante, universo da Busca por um Sonho, (a Busca pelo nosso Filho).

Os objetivos deste Livro são Diversos. Em primeiro lugar, pretendemos Fornecer uma visão detalhada sobre o processo de Fertilização de um Casal que Busca por um Sonho, (que Busca por um Filho), com especial enfoque nas Lutas, nas Dificuldades, e principalmente na importância real de se ter Fé em Deus!

Além disso, este Livro é Projetado para ser Útil tanto para Pais, Mães, Responsáveis, quanto para Amantes dos Relacionamentos Humanos.

Em termos do que "Você" pode esperar Aprender? Este Livro aborda desde conceitos Fundamentais da decisão de um casal que recorre à Fertilização Humana e medidas atípicas relacionadas a tudo que você deve abrir mão em busca de um sonho, até uma análise crítica das decisões difíceis que um Casal precisa tomar, para que esse sonho tenha no mínimo uma chance de ser realizado.

Quanto à Metodologia empregada na Compilação e Organização das informações apresentadas neste Livro, baseamo-nos em uma combinação de revisão bibliográfica da nossa História de Vida, bem como a nossa experiência vivida da forma mais real possível, (na Prática).

Por último, mas Certamente não menos Importante, integramos ao conteúdo a nossa experiência prática como Protagonistas da nossa própria História, com o intuito de oferecer perspectivas únicas e insights valiosos.

MENSAGEM AOS PAIS ENFRENTANDO A LUTA EM BUSCA DE UM FILHO.

"Caros Pais e Responsáveis,

A Fé nos ensina que mesmo nas Situações mais Adversas, podemos encontrar conforto e direção. Em momentos como este, é essencial lembrar que vocês não estão sozinhos. Contem com o apoio de amigos, Familiares e comunidades de Fé para enfrentar essa provação e busquemos forças na sua crença e valores espirituais.

Acreditem no Poder da Resiliência e da Recuperação. As experiências desafiadoras que enfrentamos nos moldam e nos fortalecem, permitindo-nos crescer e aprender com elas. Apesar das dificuldades, tenham Fé de que vocês também podem superar este momento e sair dele mais resilientes e conscientes dos Riscos e desafios da Busca por um Filho.

Em situações de Crise, a Esperança é um Poderoso Antídoto contra o medo e a insegurança. Confiem que, com esforço e perseverança, vocês encontrarão soluções para os problemas enfrentados e poderão garantir a Segurança e o bem-estar de seus Filhos. Lembrem-se de que o amor e o apoio incondicional são as melhores armas para superar as adversidades.

Por fim, encorajamos Vocês a buscarem Orientação e Conhecimento para lidar com os desafios do Processo de Fertilização Humana. Continuem aprendendo e compartilhando experiências para fortalecer sua capacidade de

Superação de obstáculos e orientar seus Cônjuges no caminho para um futuro Seguro e Promissor.

Que a Fé e a Esperança guiem Vocês nesta Jornada e que encontrem conforto e força nas bênçãos que cada novo dia traz. Juntos, vocês podem superar esse momento desafiador e construir um Ambiente Seguro e Saudável para toda a Família.

Com Carinho & Solidariedade".

Sérgio Duarte Rodrigues (Batata) & Alexandra de Miranda Rodrigues.

PREFÁCIO

Essa é uma parte da minha História que para as Pessoas, que já ouviram, ou as que viveram em parte ou até mesmo no todo, disseram que "Eu" precisava conta-la, pois ela poderia Ajudar, Esperançar, Encorajar, Motivar, a quem a Ouvisse, e por que não? A Lesse?

Então resolvi contar e Salientar algumas partes para Ajudar a entender um pouco de como Deus opera Milagres nas nossas "Vidas", e muitas vezes a gente nem percebe.

Eu quero com esse Livro propor que "Você" dê um Passo p/ trás
e olhe como na sua Vida já aconteceram tantos destes Milagres também, e que vão acontecer muitos mais ainda, nunca foi coincidência, sorte e ou azar, e que esse passo para trás te de sirva de um lugar seguro para enxergar e te traga uma visão mais ampla, e que essa visão sirva de inspiração e impulso para uma nova Vida muito melhor cheia de abundância e cheia de vitórias.

Eu Resumo este Livro em duas Palavras: "Amor" e "Gratidão".
Nas próximas páginas quero além de contar essa História sob a minha ótica, pontuar os Milagres, que às vezes chamamos de "coincidências" que a Vida me trouxe, e que só depois parando para pensar e dando esse passo para trás, pude enxergar que não tinha como ser coincidências, para mim é a mais pura prova de que é a mão dele em tudo, Deus

é bom o tempo todo.

Espero que quando "Você" chegar ao Final deste Livro, "Eu" tenha conseguido fortalecer, nem que seja só um pouco, a sua fé, e sua ligação com ele, e entenda que com Fé podemos conquistar os nossos sonhos, e com isso "Eu" terei feito valer o esforço de contar essa História e a exposição da minha Vida, para quem tiver acesso a este material.

Salmos 100:5
Pois o Senhor é bom
e o seu amor leal é eterno;
a sua fidelidade permanece
por todas as gerações.

Boa Leitura!

ÍNDICE

Capítulo 7.

Os Meus Exames

Partimos para mais uma vez colocar a casa em ordem, e correr atrás de todos os exames, refazer todos, inclusive o bendito espermograma, só de pensar já o quanto tinha reclamado do primeiro...

Capítulo 8.

A Cirurgia

Agora que sabíamos qual era o problema, onde e com quem estava, começamos a ir atrás do que achávamos que seria a solução, uma cirurgia para retirar os vestígios da endometriose, e foi o que sugeriu a equipe médica, e foi aí que aprendi um pouco mais sobre essa doença.

Capítulo 9.

A Decepção

Passados estes seis meses de aprovação, o Médico nos aconselhou a intensificar nossas tentativas, e nós, talvez por falta de treino, voltamos a nos relacionar, mas não tão frequente quanto deveríamos.

Capítulo 10.

A Reviravolta

Embora a gente tenha focado no trabalho, em correr atrás do nosso, todo tempo livre, a "Ale" corria para o centro, onde perguntava aos guias, e o engraçado, é que voltava e dizia que eles haviam dito eram o mesmo que eu.

Capítulo 11.

Os Primeiros Sinais de Sucesso

Chegamos lá e de novo só ela pode entrar, mas diferente das outras vezes o meu espírito era completamente outro, "Eu" estava cheio de esperanças e convicto que aquilo que "Eu" senti era um sinal de que estávamos no caminho certo.

Capítulo 12.

Agora Vai

Ao chegar lá, nos deparamos com mais 9 casais, e realmente o programa era muito promissor, era uma parceria com uma clínica, grande e famosa, com a Santa Casa, e apenas 10 casais nessa primeira leva iriam ter a chance de participar dos programas de reprodução assistida.

Capítulo 13.

Estamos Quase Lá

Seguimos à risca as recomendações médicas, a "Ale" que ainda trabalhava comigo na recepção de nossa escola de música, atendendo as bandas para ensaio, atendendo os "Pais", ficou em casa, com a perna para o alto, literalmente, para causar o maior conforto para o nosso "Bebê", que na nossa cabeça já estava crescendo.

Capítulo 14.

Uma Segunda Chance

A médica que estava mais próxima desses casais, incluindo "Eu" a "Ale" acompanhando bem de perto era a Doutora Karina Tafner, do projeto Betha (que depois mudou de nome para Fiv São Paulo), eles é quem eram da clínica particular.

Capítulo 15.

A Grande Notícia

O dia que saiu o Resultado "Eu" acredito que até o dia da minha partida ficará vivo na minha memória: "Eu" saí para dar Aula normalmente como fazia parte da minha rotina. "Eu" sabia que naquele dia iria ter o Resultado mas estava tranquilo!

Capítulo 16.

Conclusão & Considerações Finais

As pessoas querem "Ter", para "Ser" e por último realmente Fazer.

E "Eu" aprendi que a ordem correta é: Antes "SER", depois "FAZER", e por último "TER".

EPÍLOGO.

Carta do Autor

Não sei por Quais Dificuldades ou Problemas que "Você", que está lendo este Livro está passando, não sei se "Você" acredita em Deus ou não, e não importa na verdade, "Eu" só posso dar testemunho do que "Eu" vi e ou "Senti".

CAPÍTULO 1.

Eu, e a Minha Base

Meu nome é Sérgio, mas quase todos amigos e colegas me chamam pelo meu apelido de criança que é "Batata", assumi esse mix de nome e apelido o que faz "Eu" ser lembrado por onde passo, se não pelo nome, mas mais comumente pelo apelido.

Para Contextualizar Antes de mais Nada "Eu" preciso me Apresentar:

Sou multi-empreendedor! Faço e participo de vários Trabalhos.
Mas acredito que o meu "Core central" sempre foi a Música.

Como Baterista e Produtor por (essência). Sou um cara que está acostumado a ser quem Faz as coisas andarem, sejam Bandas, Artistas, Empresas, e o que mais de desafios que me forem sendo apresentados. Alguns aparecem? Alguns "Eu" mesmo me coloco... E esse foi um desses casos!

Acredito firmemente que grande parte do meu sucesso venha de uma excelente Base Familiar:

Sou o Filho caçula do **"Seu Ary"**, um Homem íntegro,

honesto e trabalhador ao extremo, e da **"Dona Juju"**, uma dona de casa e dona do maior coração que "Eu" já vi em um ser Humano, (que por onde passa seu carisma é tão grande que TODOS a amam).

Tenho um irmão mais velho, o Hamilton que "Eu" sempre admirei, pois tudo que ele inventa de fazer, e ou apenas conhecer, em pouquíssimo tempo ele se torna uma referência.

Talentosíssimo!

*E a **Cris**, a minha Tatinha, a minha irmã do meio, é linda e intensa!!! **E sempre "Comanda" por onde passa.***

Mas não basta apenas ter essa Base Boa, é preciso Reconhecê-la.

E sempre parar para enxergar as "Qualidades" e também os "Defeitos", onde acertaram e onde erraram.

A Vida é uma grande chance que nos foi dada, precisamos "testar" e usar com inteligência o Resultado de nossos "Testes", os "Testes" da nossa base, enfim a Vida foi feita para ser vivida, e isso não significa que precisamos ficar buscando prazer o tempo todo, mas sim entender que estamos passando por um processo aqui.

E que tudo pode e deve ser prazeroso na Vida, se divertir é óbvio, mas estudar, trabalhar, viver, tudo é prazeroso, e também difícil, só nos é necessário reconhecer os desafios e enfrentá-los, o prazer está no caminho e não só na linha de chegada.

Esse é o poder da História, e quem consegue reconhecer essas nuances da Vida e ser grato por elas, consegue viver uma Vida plena e feliz.

Acho que sempre fui feliz, mas com o passar do tempo venho descobrindo felicidades cada vez mais fortes, sentimentos que nos completam cada vez mais.

Obviamente não existem só momentos bons, mas mesmo nos momentos mais difíceis "Eu" resolvi ser feliz, e não é uma dificuldade ou outra que vai me transformar em uma pessoa infeliz.

Mas já falei demais sobre mim, esse não é o objetivo deste Livro, e sim contar o que aconteceu na minha Vida para que "Eu" começasse a enxergar essas felicidades.

Falando nessa escala crescente de felicidade, a História que vou narrar aqui foi a minha maior conquista até então, o nascimento do meu presente de Deus, a chegada do meu Filho o "Arthur"

*E por motivos óbvios, a outra importantíssima personagem desta História? **É a mãe do "Arthur", Alexandra, que vamos tratar apenas como a "Ale"!***

Nós nos conhecemos graças a um Primo dela. Ele tocava Comigo.

*Eu tinha 19 e ela apenas 15 anos, e nossa História de "Amor" **Não foi nada Convencional.***

Foi permeada de Milagres

Desde a Primeira vez que nos Vimos.

E para resumir muito "Eu" tocava num grupo de pagode já bem conhecido de Pirituba, um bairro da periferia de São Paulo, que já tinha até fã clube, e que ela inclusive fazia parte.

Eu como alguns dos outros músicos tínhamos uma

Vida boêmia, com várias "Namoradas" e quase nenhum compromisso.

"Eu" fugi muito dela, pois algo me dizia que ela era diferente de todas as outras, e isso me assustava muito, o tempo me provou que "Eu" estava ao mesmo tempo certo e errado, certo pois ela era realmente muito diferente de qualquer outra que "Eu" tenha conhecido, mas estava errado em fugir. E todas as nossas Histórias dariam mais alguns Livros, e nesse aqui quero me ater ao nosso Milagre.

- Josué 24:15

"Se, porém, não agrada a vocês servir ao Senhor, escolham hoje a quem irão servir, se aos deuses que os seus antepassados serviram além do Eufrates, ou aos deuses dos amorreus, em cuja terra vocês estão vivendo. Mas eu e a minha família serviremos ao Senhor".

CAPÍTULO 2.

A Decisão

Acho que como todas as coisas que realmente importam na Vida tudo começou a partir de uma decisão, e depois de já bastante tempo de "Namoro", decidimos nos casar, e pedir a benção de Deus em nossa união.

E essa decisão veio a partir de uma conversa muito séria que tivemos, ao acaso e na areia da praia em uma de tantas viagens, pois eu, para ser bem sincero, como grande parte dos homens da mesma idade que "Eu" sonhava com carros, motos, casa na praia, e outros bens materiais, e não com algo tão grandioso, que ela como já mencionado anteriormente, diferente de tantas outras, mostrou sonhos completamente diferentes, que descobri nessa conversa quando "Eu" perguntei: "Qual é o seu maior sonho?"

Ela sem pestanejar nem um segundo me disse:

"Eu" tenho 2 sonhos: "Me casar e ser "Mãe"."

Naquela altura nós já estávamos juntos a bastante tempo e "Eu" já sabia que ela era a pessoa que "Eu" queria do meu lado para toda a minha Vida,(pegue esse código que "Eu" descobri depois de muito tempo).

*É se tem algo que deixa um **Homem Feliz**, é poder **Realizar** os sonhos da **Mulher** que **"Você" Ama.***

Pode até parecer estranho, ou clichê, mas realizar os sonhos de sua família é mais prazeroso do que realizar o seu próprio sonho, mas isso também é papo para uma outra hora, o importante foi a decisão que tomamos juntos.

Pois nem uma coisa, nem outra faziam parte dos meus sonhos, mas mesmo assim "Eu" sem pestanejar respondi que "Eu" iria realizar estes dois sonhos.

*Acredito que desta História, **veio aí o nosso Primeiro Milagre!***

Não sei bem por que fiz aquilo, só sei que muitas das nossas decisões são tomadas sem muito raciocínio lógico, acho que naquele momento se ela dissesse que queria ser presidente da república "Eu" diria que iria dar um jeito de elegê-la, kkkkk.

E o pior, ou melhor sei lá, tenho a certeza do que "Eu" prometi naquela hora "Eu" cumpriria.

Mas ainda bem que o que ela queria era algo realmente muito bom para gente, a presidência da república poderia ser uma furada muito grande.

Em uma breve reflexão a esse respeito, embora não fosse meu sonho me casar, e ou ser "Pai", deixá-la feliz e realizada sim.

E para falar a verdade "Eu" achava que não tinha muito jeito com crianças, e sempre ouvi falar que Casamento de músico era uma coisa muito difícil de dar certo, pois a Vida do músico é na noite, e não bate com o estereótipo do Homem casado.

"Eu" que não era nenhum exemplo de par perfeito, até concordava um pouco com esse segundo argumento, faz muito sentido, pois mulheres bonitas e disponíveis, bebidas alcoólicas, e até as drogas, sempre estiveram ao meu alcance e realmente poderia ter dado tudo errado mesmo.

*Mas a decisão de amar uma mulher e fazer o que estiver ao alcance para vê-la feliz, **é algo transformador na Vida de um Homem.***

E sendo sincero com "Vocês" as bebidas e drogas nunca me fizeram a cabeça, pois como "Eu" citei lá no começo, a minha base foi muito sólida, e "Eu" sempre quis ser um orgulho para meus "Pais", mas a parte da mulherada era o que me deixava mais receoso de não conseguir dar conta desse recado.

E ainda aquela paixão inicial não foi muito forte, como em uma novela ou num filme de Hollywood.

Não foi aquela coisa arrebatadora de pensar nela 24 horas por dia, no começo a gente se via apenas aos finais de semana, e durante a semana "Eu" estava tão ocupado trabalhando, estudando, tocando e ralando que mal lembrava dela.

Desde o começo o "Amor" foi se manifestando devagar, a cada atitude, a cada carinho, ela ia se tornando mais bonita aos meus olhos, "Eu" ia admirando cada vez mais seu caráter, seu coração, sua empatia, e as outras milhões de "Qualidades" dela.

E naquele momento "Eu" já via claramente que ela seria a mulher da minha Vida e que ter uma família com ela era a decisão mais correta a ser tomada, deixar todas as outras distrações, as quais "Eu" tinha medo de ser algo penoso, ao contrário, se provou bem fácil na verdade.

Eu me lembro até de, algumas vezes, ver mulheres, do tipo que todos achariam maravilhosas, com roupas extremamente curtas, num pagode dançando extravagantemente, e olhava para ela, vestida decentemente, e dançando normal no cantinho dela, e pensava: "Fiz a escolha certa!"

Eu não precisava mais ficar naquela caça, não precisava mais me preocupar em achar alguém, e além de tudo, depois me decepcionar de pouquíssimo tempo e começar tudo de novo.

Agora era só curtir, "Eu" já tinha achado a mulher certa e a cada dia que passava tinha, e tenho até hoje, cada vez mais, a certeza de que estou no caminho certo, seguindo ao lado dela.

Mas pensando logicamente Casar? **Como?**

Sabe o quanto Custa? **Ter um Filho?**

Como vou Fazer? **Prometer aquilo seria loucuranão é mesmo**

Nunca tivemos nenhuma atitude no sentido anticoncepcional! **E ela nunca Engravidou?**

Não era loucura não, o impossível não existe e vira e mexe Deus nos prova que essa palavra não faz parte do vocabulário dele, e que "impossível" foi uma palavra que os fracos e sem Fé inventaram para não cumprirem o propósito que Deus colocou para cada um de nós cumprir.

Decisão muda destino, o impossível só existe até que venha alguém, que não sabia que era impossível, e faz dar certo, dando o passo certo da decisão, Deus coloca o degrau, e "Você" como Filho só tem que dar o passo.

"Eu" poderia ficar usando vários ditos populares, mas essa História por si só já é uma prova de que nada é impossível.

Então vamos começar essa jornada...

- Provérbios 3:4-6

a Palavra Sagrada diz: "Assim acharás favor e bom entendimento à vista de Deus e dos homens. Confia no Senhor de todo o teu coração, e não te estribes no teu próprio entendimento. Reconhece-o em todos os teus caminhos, e ele endireitará as tuas veredas." A oração ajuda o processo de tomar decisões.

CAPÍTULO 3.

O começo da jornada e o nosso Casamento

Nessa época "Eu" estava com uma escola de música minha que mal se pagava. Os professores, aluguel, água, luz, internet, segurança, etc.

Todo o dinheiro gerado na escola ficava na escola e pra complementar minha renda "Eu" tinha que dar Aulas de bateria em outras escolas, e tocar nos barzinhos da Vida, onde todo mundo sabe que os cachês beiram o ridículo, ainda mais para os bateristas, pois não entra em qualquer barzinho, não dá para fazer o show sozinho, como quem faz voz e violão, em alta hoje em dia, sempre que tem, quando tem, tem no mínimo que dividir o cachê com mais alguém.

A "Ale" não estava trabalhando fora, e muitas vezes "Eu" saía de manhã do barzinho e mal tinha tempo de dormir para ir dar Aula, uma Vida de escassez total, e com a primeira meta na cabeça, sem desistir do sonho, que a partir daquela conversa se tornou nosso, escolhemos a data 03/09/2005, e a partir daí o sonho virou meta.

Com a data marcada, começamos a rodar as igrejas e descobri o quão podre é esse mercado.

Tem igreja que cobra uma verdadeira fortuna, e às vezes não deixa a gente escolher nada, nem as músicas e os músicos, ou pior o vestido da noiva, enfim um horror.

Depois de rodar bastante, fomos em uma igreja que ela sonhava casar, aí sim ficamos bem decepcionados, pois essa era uma igreja que não podia nada, ainda impunham que os músicos teriam que ser os indicados deles, o que "Eu" não iria concordar nunca, "Eu" por ser músico queria que a minha galera participasse, né?

Enfim achamos uma que poderíamos fazer como nós gostaríamos, com as músicas escolhidas por nós, com meu time de músicos e amigos no altar, tudo o que "Eu" queria.

Escolhemos os padrinhos e não ia ficar caro pois os músicos eram meus amigos, a decoração da igreja a gente ia dividir com outros casais que também se casariam lá no mesmo dia, antes e depois da gente, e a igreja só iria cobrar caro caso a gente se atrasasse, o que obviamente nós não iríamos deixar acontecer.

Um padrinho prometeu que ia dar a lua de mel em Gramado, outro padrinho, que trabalhava em uma gráfica, ficou de ajudar com os convites do Casamento, os músicos não cobrariam, **mais um Milagre, o segundo Milagre** no meu ponto de vista.

*Quando um casal que **tomou uma decisão** com quase nada de grana, já tinha a data, uma **Igreja** bonita e bem enfeitada, **música** ao vivo com repertório personalizado, os **convites** e até uma viagem de **lua***

de mel.

Como nem tudo são flores, o padrinho que tinha prometido a viagem, voltou atrás, e tive que pensar num jeito de viajar para outro lugar.

Foi quando a dona de uma das escolas que "Eu" dava Aulas, a Fátima **decidiu fazer uma "Vaquinha" com a galera da Escola.**

A vaquinha foi bem reforçada graças a um "Pai" de aluno que tinha boa condição financeira, detalhe, "Pai" de um aluno de nove anos que tinha uma deficiência visual severa, enxergava só vultos com um dos olhos e no outro olho não enxergava absolutamente nada.

Pra quem achava não ter muito jeito com criança, "Eu" tratava ele normalmente, não tratava ele com pena, pegava no pé dele como se ele não tivesse nenhuma deficiência, o que ao contrário do que muitos possam pensar, motivava muito ele, "Eu" o desafiava o tempo todo com essa minha postura.

Por ver o Filho em uma crescente evolução, esse "Pai" foi um doador bem expressivo dessa vaquinha, e junto com o resto da escola, no final das contas foi até uma boa grana. Com essa grana resolvi a parte da viagem, que ao invés de ir para Gramado, fui para Natal, no Rio Grande do Norte. Curtimos praias lindíssimas, um hotel top, e até deu para ir visitar um amigo muito querido, que foi nosso guia por uns dias.

Mas tem um último detalhe, como "Eu" sou o tipo que quando faz alguma coisa, faço o melhor que posso, casar na igreja, viajar no dia seguinte, mas não fazer uma festa?

Logo eu, músico, que vivia nas festas dos outros?

"Eu" Tinha que fazer uma Festa!!!

"Eu" precisava dar um jeito, e mais uma vez fui conseguindo com a ajuda dos amigos. Fomos visitar alguns buffets e com certeza naquela época sairia muito fora da minha realidade, ou pelo menos "Eu" acreditava nisso.

Nessa época "Eu" estava tocando em uma balada que não era longe da igreja e que inclusive "Eu" teria show no dia do Casamento, foi então que pensei na solução para minha festa. A gente se casou na igreja, saímos de lá e fomos para essa balada, onde o público iria demorar ao menos umas 2 horas e meia para começar a chegar para ver minha banda.

Então chegamos cedo, os convidados entraram sem pagar nada, fizemos a famosa entrada do casal com uma música que escolhemos com o DJ da casa, que era meu amigo, passamos de mesa em mesa cumprimentando todos os convidados, todo o protocolo cumprido com sucesso.

Os donos da balada, deram até o champagne, o bolo uma vizinha que fez, e ela por estar começando no ramo de bolos, fez um bolo grande e delicioso com um valor muito honesto. A foto e filmagem também foi de um vizinho, que tinha esse trabalho como hobby, mas por ter me visto crescer fez com muito carinho e capricho e fez um valor só de ajuda de custo.

O público da balada começou a chegar, fui para bateria, comecei a tocar, os convidados mais velhos que já estavam na hora deles já foram embora, e claro, os mais novos ficaram para curtir a balada que não pode faltar em um bom Casamento.

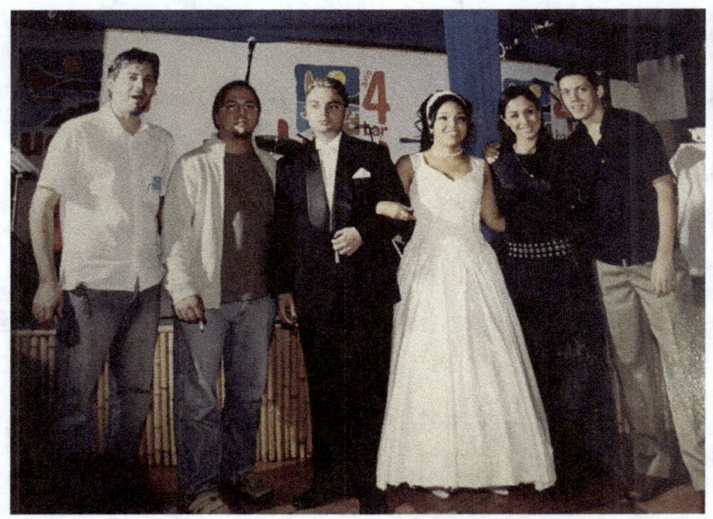

A "Ale" vestida de noiva foi uma atração à parte no meio do salão, mas quando começou a ficar bem cheia a balada, ela foi com alguma madrinha ao banheiro colocar uma roupa mais adequada para o momento e voltou para curtir o resto do show, e da sua, tão esperada, festa de Casamento, ao lado dos convidados que ficaram lá até o final do show.

*Resumindo uma festa muito gostosa numa balada com direito a música ao vivo, iluminação, pista de dança, fotos, tudo que se tem direito, e onde os mais velhos tiveram todos os protocolos que eles esperam de uma festa de Casamento tradicional, **já os mais novos tiveram uma boa balada para curtir madrugada a fora.***

O Casamento na igreja teve seus vários momentos tensos: Duas madrinhas passaram mal, pois estavam "Grávidas" e não sabiam, o casal "principal" de padrinhos, que iriam assinar o efeito civil, simplesmente não apareceu, quase cancelaram o Casamento por conta disso.

Mas depois foram ao cartório e assinaram, um padrinho esqueceu meu nome, só lembrou o apelido, mas o padre muito simpático tirou de letra e terminou a cerimônia me chamando de Batata, ainda disse nossa que susto pensei que estava casando a pessoa errada.

Um casal de padrinhos sumindo na hora das fotos, "Eu" até hoje não sei o que eles aprontaram, mas enfim foi um dia inesquecível.

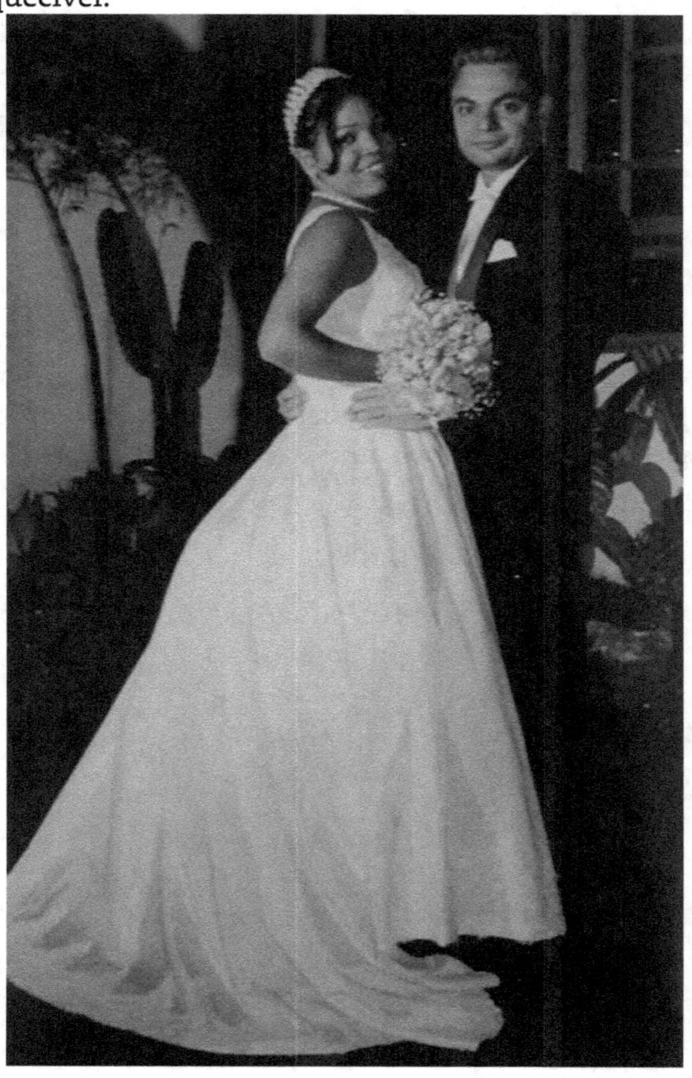

A "Ale" teve também uma noite mágica para curtir, sendo o centro das atenções, e poder curtir ao lado de suas amigas; E "Eu" fiz o que amo, promovi uma festa top, toquei bateria e ainda ganhei meu cachê. :)

*"Eu" inventei uma nova forma de fazer uma festa de Casamento extremamente barata, **e essa inspiração só pode ter sido um Download do Céu,***

*A viagem de lua de mel foi fantástica, o dinheiro para gastar na viagem veio da gravata e do cachê do show, **onde "Eu" e a "Ale" Compramos Presentes para todos da Família.***

*Com certeza podemos considerar esse, **como o Milagre número TRÊS.***

O que quero pontuar é que mesmo com pouca grana, ela apareceu na hora e na quantidade exata, é assim que as coisas acontecem, a decisão de fazer algo faz com que a condição apareça para que aquela meta seja cumprida!

Muitas vezes Deus opera seus Milagres através dos seus Filhos, e com a ajuda de vários deles "Eu" consegui.

Mas o que "Eu" fiz efetivamente foi me decidir, e principalmente me movimentei no sentido de fazer as coisas acontecerem, e as pessoas que estavam ao redor fizeram o que podiam para ajudar, cada um com os seus dons, cada um com suas posses, porque palavras inspiram, mas o exemplo arrasta.

*Não fui "Eu" quem fez as coisas acontecerem, foi a ajuda de um batalhão de pessoas: **desde os Músicos, o pessoal da igreja, os Padrinhos, os Amigos, os Vizinhos e claro a nossa Família.***

E quando "Você" se movimenta para fazer algo, todos vão fazer a sua parte, pois as pessoas acabam impactadas pelas suas atitudes, vão querer estar com você, acredito até que as pessoas se sintam mal de não ajudar quando elas veem um realizador em ação.

Em Resumo: o Casamento na igreja, a festa no salão e a Lua de mel foram incríveis: **Tudo por conta de uma decisão e de estar rodeado de pessoas boas.**

E essa sequência de acontecimentos vou considerar apenas como um Milagre, (embora claramente possamos contar vários), **esse foi o Terceiro Milagre.**

- 1 Coríntios 13:4-7

O amor é paciente, o amor é bondoso. Não inveja, não se vangloria, não se orgulha. Não maltrata, não procura seus interesses, não se ira facilmente, não guarda rancor. O amor não se alegra com a injustiça, mas se alegra com a verdade. Tudo sofre, tudo crê, tudo espera, tudo suporta.

Sonho número um Realizado, e com Louvor.
Bora para o mais Difícil...

CAPÍTULO 4.

O início da Jornada

Agora casados, íamos ter um fôlego para poder correr atrás do próximo sonho. A gente poderia pensar em prosperar, em organizar nossa casa, em investir nas nossas carreiras enquanto Deus não mandava o nosso presente!

Enquanto isso, a gente ia fazendo a parte que "Eu" mais gosto de se programar um Filho, fazendo a nossa parte, :) se é que "Vocês" me entendem, e aproveitando bem cada momento desses, afinal é o que recém casados fazem de melhor.

*Eu nunca fui muito de ligar para as cobranças da sociedade, nem da cobrança da família que já estava com perguntas do tipo: **"E aí quando vão ter Filhos?"***

Mas como a "Ale" tinha essa vontade latente e muito maior que o desejo de qualquer familiar, a cada dia que passava essa vontade só aumentava no seu coração. Nessa época "Eu" tinha um estúdio de ensaio e gravação, e no mesmo espaço funcionava a escola de música também.

Foi uma época bem legal, fizemos grandes amigos novos, e fortalecemos amizades antigas, o Dicão por exemplo que era um dos meus sócios e foi quem me ajudou a conferir os textos deste Livro. A "Ale" ficava no administrativo e na recepção, onde ela passava muito tempo conversando com as "Mães" dos alunos, e isso ainda aumentava mais a vontade dela, já tão antiga de ser "Mãe".

*Já eu, viajava bastante, produzindo um Artista muito conhecido no Brasil, **muito Famoso desde os anos 80, seu Auge.***

E quando conseguia estar em São Paulo tinha muito mais Aulas para repor, ensaios e gravações para fazer, shows para tocar, uma loucura, quase não tinha tempo para ficar pensando no que estava acontecendo, e muito menos dava atenção ao que ela estava sentindo, mesmo porque ela não reclamava nada comigo.

Ela realmente não estava bem, pois ao ver as "Mães" dos alunos, juntinho com eles e acompanhando seu crescimento, reportagens na TV falando de gravidez indesejada, mídia querendo legalizar o aborto, todo e qualquer assunto a remetia a gravidez ou a maternidade, aquela máxima de que quando temos algo na cabeça parece que só vemos coisas a respeito se provava muito real.

*Ela cada dia mais querendo ser "Mãe"! **Cada vez menos entendia os caminhos de Deus.***

Pensamentos do tipo: "eu querendo tanto e Deus mandando para essas meninas que não querem"; "se estivesse grávida seria a mulher mais feliz do mundo, e algumas mulheres defendendo o aborto".

Cada dia que passava ficava mais difícil, fora tudo isso a preocupação com a idade da mulher. E foi então que ela começou a buscar no espiritual, igrejas católicas, evangélicas, e até na umbanda, onde eu acredito até que foi onde ela ouviu as palavras que mais a confortaram, era a religião onde a família dela em sua grande maioria tinha afinidade.

Ouvia dos guias: "Você" vai conseguir!"; "procure um capa branca" (Médico); "está mais próximo do que "Você" imagina!". **Um consolo em meio a tantos fatores que a deixaram nessa época muito entristecida e ansiosa.**

"Eu" embora nunca tenha ido com ela, ela voltava me dizendo que ouvia coisas que "Eu" já tinha dito para ela, e que "Eu" parecia um deles.

Na verdade, as palavras de apoio às vezes tem que vir de pessoas de fora, outra máxima é "Santo de Casa não faz Milagre".

Já cansados de ouvir todos falando que vai dar certo e nada acontecer.

Foi quando me veio a lembrança daquela decisão que tomamos lá atrás, **e o Quarto Milagre se manifestou.**

- Mateus 7:13-14

"Entrem pela porta estreita, pois larga é a porta e amplo o caminho que leva à perdição, e são muitos os que entram por ela. Como é estreita a porta, e apertado o caminho que leva à vida! São poucos os que a encontram.

Resolvemos Procurar Ajuda Profissional,
JUNTOS ...

CAPÍTULO 5.

Buscando ajuda e os Primeiros Exames

Com o estúdio e a escola andando, embora muito longe do que gostaríamos, pelo menos estávamos pagando as dí"Vidas". O que sobrava pouco, mal dava para comer duas pizzas no mês!

"Eu" estava viajando bastante como produtor para poder compor a nossa renda, e já estava conseguindo pagar um convênio, era bem básico, mas já era alguma coisa, e nós não precisávamos mais depender somente do SUS.

*A "Ale" começou a procurar dentro deste convênio um Médico Ginecologista, **(que conhecesse e pudesse nos aconselhar sobre Reprodução Humana).***

Minha sogra nos aconselhou a procurar um Médico que ela disse ser muito bom e já tinha lhe atendido, um tal dr. Décio Geraldo Gross, que atendia no nosso convênio e além de Médico Ginecologista, ainda era um especialista na área de reprodução humana.

Procuramos o Homem e em consulta, como era de se esperar, ele pediu uma bateria de exames, que foram meio difíceis e demorados para conseguir, afinal o convênio era básico, e eles dificultam tudo.

Fomos aos poucos fazendo estes exames, mas teve um deles que ficou marcado, ele tinha um nome bem esquisito e por ter sido uma experiência tão traumatizante! **Nunca vamos esquecer do nome "Histerossalpingografia".**

É um exame onde eles injetam, não sei até hoje se é um líquido ou um gás, a base de Iodo para servir de contraste dentro do útero da paciente, e assim eles conseguem além de enxergar bem como estão as trompas e o útero, como também com a injeção deste contraste muitas vezes se as trompas estiverem com alguma obstrução elas acabam voltando ao normal.

Marcamos e fomos fazer o exame, ela entrou na sala e "Eu" fiquei esperando do lado de fora, e depois de alguns minutos ela saiu com uma cara péssima lá de dentro, sentindo muitas dores, mas a enfermeira que fez o procedimento nela disse que era normal e que logo passaria.

Nos arrumamos para ir embora, saímos da clínica e no corredor chamamos o elevador, que ao chegar e abrir a porta "Eu" percebi que a "Ale" deu uma gemida baixinho, e só teve tempo de dizer: "Ai", colocou a mão no pé da barriga e desmaiou, graças a Deus "Eu" estava de braços dados com ela e acabei a segurando.

Ela apagou completamente durante alguns segundos, que para mim pareceram horas, "Eu" a peguei no colo e voltei correndo para a clínica, onde já me indicaram um quarto fechado com uma maca e correram para socorrê-la. Pediram para "Eu" esperar do lado de fora o que eu, com a delicadeza de um mamute, respondi prontamente: "Nem fodendo, do lado dela "Eu" não saio, que merda "Vocês" fizeram com ela?".

Os minutos seguintes não estão muito vivos na minha memória, só me lembro de ver eles dando uma injeção nela, acredito que de antialérgico, e de ver a "Ale" se levantando meio perdida, sem saber muito bem o que tinha acontecido. Depois de algum tempo a gente saiu de lá andando, porém ela muito fraca e abatida.

No mesmo dia quando chegamos em casa e as dores não cessavam, minha mãe nos aconselhou a ir ao pronto socorro, relutei um pouco, mas não teve jeito. ***Fomos e passamos a Madrugada toda lá.***

Depois de uns breves exames, o Médico de plantão nos disse que a "Ale" tem alergia ao iodo, e que graças a Deus, ele se dispersou rápido do seu organismo, e ainda que se ela tivesse ido para casa e demorado para voltar provavelmente teria perdido o útero.

Agora ela precisaria de outro exame, dessa vez sem contraste, para ver se tinha comprometido algo, foi por pouco, mas a gente tinha uma missão para cumprir, nosso sonho não poderia ter terminado ali.

Ufaaaaa... E lá fomos nós continuando a saga, para mais exames, (estes demoraram um tempo maior) para conseguir fazer, pegar os Resultados, e levar para o Médico.

Resultado, mais um Milagre, o Quinto já!

O fatídico exame não tinha comprometido absolutamente nada, e já descobrimos qual era o principal problema que nos vinha impedindo de engravidar, uma endometriose severa.

E em posse deste diagnóstico o nosso Médico disse que precisava de um espermograma meu, para completar o entendimento dele sobre o nosso caso, mas este exame o convênio não cobria e "Eu" teria de pagar por fora para então levar para ele na nossa próxima consulta.

Marquei no laboratório que o Médico indicou, e lá fui "Eu" fazer o exame. Muito contrariado, pois querendo ou não é uma situação no mínimo constrangedora, mas a patroa passando por maus bocados e "Eu" não vou passar por nenhuma provação? Não dá né?

Lá fui "Eu"

Tivemos que ficar 2 semanas sem sexo, e então fui lá no laboratório, peguei uma filinha pequena, passei no guichê, disse que tinha o exame marcado e a atendente me deu a chave de uma sala, disse que lá "Eu" encontraria tudo que precisasse para fazer o exame.

Nessas horas nosso cérebro fica nos trollando, uma voz na cabeça dizendo olha lá, todo mundo que está em volta vai ver que "Você" vai entrar naquela salinha, e todos sabem o que "Você" vai fazer lá dentro. Que besteira meu Deus, a nossa cabeça vira e mexe nos prega essas peças de nos sabotar, mas enfim...

Chegando na salinha, tinha um aparelho de DVD com alguns filmes "educativos", revistas, o potinho, uma sacolinha para colocar o potinho, e um pacote de lenço umedecido. Peguei o controle com muito nojo, pois "Eu" sei onde os outros que passaram ali antes de mim estavam com a mão antes de pegar nele.

Consegui coletar, depois de um tempão sem sexo praticamente enchi o potinho. **"Eu" estava literalmente de "Saco Cheio" daquela Situação.**

Saí da salinha como se tivesse roubado algo, olhando para todos os lados para ver se alguém ia me ver saindo da salinha, como se alguém fosse dizer: "aham, seu punheteiro, estava lá descabelando o palhaço né?", kkkkkk. O que obviamente não aconteceu e então depois do tempo certo fomos "Eu" e a "Ale" para consulta com o Médico do convênio já com o Resultado do exame.

Nessa consulta o dr. Décio disse que estava tudo bem com o meu exame, e que os outros exames da "Ale" estavam todos bem também, que o único problema realmente era a endometriose, apesar das notícias serem boas, afinal essa doença tem tratamento, o nosso convênio era muito básico e não cobriria a operação que poderia "limpar" a área, o que estava impedindo a gente de realizar nosso sonho, pois a essa altura enquanto mais barreiras eu enfrentava mais crescia no meu coração esse sonho também.

E com a notícia de que o convênio não cobriria, o Doutor viu em nossos olhos a decepção e nos disse que ele estava, além do convênio, fazendo parte de uma comissão de Médicos da Santa Casa e que era tudo gratuito pelo SUS.

Mais um Milagre, **agora o Sexto!**

Apesar da gente não querer de jeito nenhum, pois todas as experiências que tivemos com o SUS foram bem ruins. Não tínhamos outra alternativa. Era isso ou Desistir? Então Resolvemos Encarar.

- 1 Pedro 2:12

Vivam entre os pagãos de maneira exemplar para que, mesmo que eles os acusem de praticar o mal, observem as boas obras que vocês praticam e glorifiquem a Deus no dia da intervenção dele.

CAPÍTULO 6.

Nosso Começo no SUS

A "Ale" perguntou como faria para poder entrar nesse sistema?
E foi informada que precisaria estar 4:30h da manhã na Fila.

Não seria um problema, prontamente acordou de madrugada, digo acordou, mas tenho certeza que ela não pregou o olho naquela noite. Tomou seu café da madrugada às 2:30h e saiu às 3:00h para esperar o ônibus e conseguir chegar perto das 4:30h e pegar a fila na Santa Casa, chegando lá para o espanto e antes do horário dela a fila já estava enorme.

Pegou a fila que só foi aumentando de tamanho e que só lá pelas 9:00h da manhã começou a andar, entrou só um certo número de pessoas para pegar a ficha, ela estava no meio dessas felizardas, mas nem todos que estavam nessa fila, que a estas horas já estava virando o quarteirão e ela nem conseguia enxergar o fim, conseguiram entrar e pegar a ficha.

Com o ambiente interno completamente lotado, começaram os atendimentos. E lá pelas 11:30h chegou enfim a vez dela no guichê. A senhora que lá estava, de uma paciência muito grande, e de extrema delicadeza perguntou: "O que "Você" está fazendo aqui?"

Mal começou explicar, foi interrompida bruscamente no meio da História, com a delicadeza de um elefante numa loja de cristais, a mulher disse: "Esse é um tratamento para o CASAL! ONDE ESTÁ SEU MARIDO?"

Ainda sem palavras para gentil atendente, a "Ale" ouviu as suas próximas frases: "Volte outro dia! Chegue cedo!

E principalmente, TRAGA SEU "Marido", PRÓÓÓXIMO".

Depois de tanta compaixão e empatia a "Ale" voltou chorando para casa. Isso acabava comigo, vê-la triste, chorando, porque estava buscando o nosso sonho!

E a única coisa que "Eu" podia fazer era dizer: "Fique calma "Amor", amanhã "Eu" vou lá com você, vou avisar na escola que depois "Eu" reponho estas Aulas para os meus alunos e a gente resolve essa parada".

Ela não sabia, mas no meu íntimo "Eu" estava querendo ir lá para pegar na "Porrada" a gentil senhora!!!

Essa FDP que desfez da mulher que "Eu" Amo.

Porém chegando lá me compadeci da situação que eles trabalham, tem que chegar absurdamente cedo, atendem pessoas de tudo quanto é tipo e educação, estão lá recebendo ordens de não aceitar só a esposa (assim como a minha, quantas mulheres que tem esse sonho e às vezes não tem nem o "Marido" ao lado e vão lá tentar alguma coisa) e com certeza um salário que chega à beira do ridículo.

Fizemos todo o mesmo circuito nos mesmos horários, e lá estávamos nós realmente bem cedo, chegou nossa vez, passamos com outra atendente que para a minha surpresa nos tratou muito bem e com bastante educação desta vez, já saímos de lá com a nossa primeira consulta marcada.

Mesma História, chegar cedo e eles vão atender por ordem de chegada. Marcamos coisa de três semanas depois, e os dias não passavam. Não sei o que a gente tinha na cabeça, será que a gente achava que já iríamos sair grávidos dessa consulta?

E o grande dia chegou, faltei obviamente na escola de novo, chegamos certinho, bem cedo, já indo direto para o setor de casais para serem atendidos, mas passado várias horas, víamos pessoas que tinham chegado depois sendo chamadas antes.

Parecia ser só falta de organização, mas era mesmo muita gente para ser atendida e muito poucos para atenderem. Para nós restava uma contínua espera, a cada segundo mais ansiosos.

Enfim, chamaram a Ale, SÓ a "Ale" foi chamada, o que me causou um estranhamento, mas tudo bem pensei que logo eles me chamariam, se não lá em um outro setor por ali.

Todo mundo que entrava saía, e nada da Ale, foi só aí que "Eu" comecei a reparar que só as mulheres é que entravam, e logo "Eu" me vi completamente sozinho, todas que entraram antes e depois dela já haviam saído.

Eu naquela inquietação e ela sai lá de dentro com a maior cara de derrota, não queria nem me contar o que tinha acontecido?

Só dizia "Vamos Embora", depois "Eu" te conto!!!

Fui me enfurecendo e ela insistindo para ir embora que depois me contaria, a essas alturas ela já me conhecia tão bem que já sabia o que estava por vir, por isso a insistência para ir embora, mas "Eu" obviamente disse que não iria arredar o pé de lá sem que ela me dissesse o que tinha acontecido: "Desembucha mulher, daqui "Eu" não saio, daqui ninguém me tira".

Ela disse:

"O próprio Dr. Décio foi quem me atendeu, "Eu" fui a última porque ele queria ter tempo para conversar comigo e me explicar que agora iríamos ter que começar o processo tudo de novo, me pediu uma porrada de exames, entre eles pediu o famigerado espermograma para "Você" de novo, e "Eu" sei que "Você" não vai fazer, então vamos embora por favor?"

Uma fúria incontrolável tomou conta do meu corpo, e Perguntei?

"Como assim? Tive que faltar no trabalho, a dona da escola já está ficando irritada comigo por conta destas faltas, aí "Eu" chego aqui ninguém me chama? A mulher não disse que era um tratamento para o casal? E quanto a essa História de Espermograma? De novo? O doutor não disse que "Eu" não tinha problema nenhum? Pior será que ele está ganhando alguma coisa do laboratório porque "Eu" tive que pagar uma bala no anterîor? Porque o convênio não cobre, tive que ficar um tempão sem poder "Namorar" com você, passei o constrangimento de todos me olhando sabendo o que "Eu" ia fazer no quartinho e vou ter que passar tudo de novo?"

Foi então que a "Ale" com todo o seu "Amor" me olhou no fundo dos olhos e me disse: "Sim, se a gente quiser continuar o tratamento, sim?"

E ficamos alguns segundos que novamente pareceu uma eternidade em silêncio, e ela disparou:

"É por isso que "Eu" queria ir embora, "Eu" sei que "Você" não vai passar por isso de novo."

Pelo que "Eu" entendi, ela não disse, mas ficou nas entrelinhas, era um sonho dela e não meu, e ela por "Amor" a mim estava desistindo ali naquela hora do seu sonho.

E "Eu" realmente poderia ter deixado quieto, o sonho não era só mais dela e sim nossos e os caminhos que passamos por um propósito nem sempre são de paz e "Amor", "Eu" estava tão puto e não iria conseguir dormir se "Eu" simplesmente desistisse, foi então que "Eu" resolvi que ia lá dentro falar com o Médico pessoalmente!

E olhando nos olhos dele, **seria esse um Sétimo Milagre?**

Fui entrando e na porta fui barrado por um segurança que colocou a mão no meu peito e disse: "Onde o senhor pensa que vai? Por essa porta só podem passar mulheres que foram chamadas e quem mais "Eu" deixar passar!".

E no alto da sua ignorância e de quem tinha dito o que

queria, ouviu sem esperar o que ele não imaginava: "Você" e que exército vai me parar?", "Eu" praticamente passei por cima do cara e fui no fundo do corredor pegar o Médico pelo colarinho.

O pequeno segurança chamou reforço pelo rádio e que prontamente chegaram, mas me seguiram até a porta do Dr. que com a maior calma do mundo me disse: "Pode entrar senhor Sérgio, quero mesmo te explicar em que pé estamos". Olhando para os seguranças que estavam chegando, disse que estava tudo bem.

Essa atitude confiante e Extremamente calma dele?

Me Desconcertou!

Em seguida, "Eu" já com a guarda mais baixa, ouvi ele me explicar que a minha presença e a dos outros "Maridos" eram exigidas só para marcar a primeira consulta, afinal é um tratamento para o casal, nas próximas era preciso que só ela fosse e que quando necessário minha presença me seria avisado.

Explicou também que teríamos que ter todos os exames feitos pela santa casa para poder justificar qualquer atitude que eles fossem tomar, fosse para pedir um exame específico ou até uma operação, que todos os exames precisam estar no nosso prontuário, que eles, por regra do hospital não aceitam nenhum exame de fora, e, principalmente, que mais nada teria que sair do meu bolso, incluindo o novo espermograma, que era necessário pedir por protocolo do próprio hospital.

*Ele deve ter lembrado daquele nosso olhar de decepção, pois disse que faria tudo que estivesse ao seu alcance para que nós conseguíssemos realizar nosso sonho. **Eu fui me acalmando, pois a explicação***

dele fazia Total Sentido.

Também disse que sabia não ter nada errado comigo, que o problema era realmente a endometriose, e que seria tratada, qualquer exame ou procedimento que precisasse seria pelo SUS, mas que ele precisava provar isso que ele já sabia para a equipe da Santa Casa e ter o nosso prontuário atualizado com o exames feitos por lá.

- Êxodo 15:26

dizendo-lhes: "Se vocês derem atenção ao Senhor, o seu Deus, e fizerem o que ele aprova, se derem ouvidos aos seus mandamentos e obedecerem a todos os seus decretos, não trarei sobre vocês nenhuma das doenças que eu trouxe sobre os egípcios, pois eu sou o Senhor que os cura".

CAPÍTULO 7.

Os Meus Exames

Partimos para mais uma vez colocar a casa em ordem, e correr atrás de todos os exames, refazer todos, inclusive o bendito espermograma, só de pensar já o quanto tinha reclamado do primeiro...

Marquei, e dessa vez após um tempo maior de abstinência por pedido da Santa Casa em comparação ao que me foi pedido pelo outro laboratório, isso já piorava o novo exame, mas não parou por aí.

Fui à Santa Casa no dia marcado e não tinha quartinho separado, me deram um potinho transparente, me mandaram ao banheiro público lá do hospital mesmo, e pronto. Sem salinha separada, sem filminhos ou revistas, e além de fedido, o banheiro estava muito movimentado com portas de cabines que não tinham trancas, resumindo um show de horror.

*Entrei em uma cabine, mas não estava conseguindo, resolvi apertar o botão do f..., estava quase lá, e alguém tentou entrar bem na minha cabine!!! **Agora após uma batida de porta nas costas, tive que Voltar à Estaca Zero.***

Depois de muito esforço, cheguei lá, mas ao contrário da outra vez "depositei" duas gotinhas no potinho, logicamente na próxima consulta, ao pegar o Resultado, apareceu um problema no meu exame, a quantidade de espermatozoides estava abaixo do comum, não me abalei, só pensei: "Claro, ainda que tinha algum naquela situação".

Só que por conta deste exame ter possivelmente apresentado um problema comigo também, o Médico me pediu mais alguns exames, um outro que também me gerou bastante desconforto, foi o Ultrassom dos testículos. Fui lá "Eu" contrariado novamente, achava que não tinha nada de errado comigo, mas não podia abandonar a patroa sozinha, precisava tirar todas suspeitas de que o problema não estivesse comigo também.

Já no laboratório da santa casa, "Eu" pensava que seria melhor que fosse um Homem para fazer o exame, já que consistia em passar um gel, bem gelado, nos testículos e passar por cima o aparelho de ultrassom enquanto mostrava a imagem em uma tela vendo em tempo real se não tinha problema nas minhas queridas bolinhas, kkkkkk.

*Como algumas pessoas sabem, mas "Eu" não sabia, a Santa Casa à época era um Hospital Escola, veio uma enfermeira que mostrou o local, disse para "Eu" abaixar as calças? **Logo chegaria alguém para Fazer o Exame?***

Pouco tempo depois chega um rapaz, ao menos não era uma garota, e pela aparência e espinhas na cara era muito novo, claramente um estudante ainda, para fazer os procedimentos.

Passou o gel congelante, a vergonha de estar exposto ali já

fazia com que meu membro tentasse se esconder, como a cabeça de uma tartaruga, com o gel gelado só fez piorar a situação, depois de um tempo razoável com ele mexendo para cima e para baixo e de um lado para o outro, sempre com o olhar fixo na tela, ele me diz: "Parece que está tudo certo, mas preciso confirmar com meu professor", e saiu da sala.

Nesse momento meu coração já a mil por hora, pensando "E se não for um professor, e sim uma professora, o meu melhor amigo todo encolhido ali, e se for uma mulher mexendo, e se ele continuar encolhido vai ser uma vergonha, ou se ele se alegrar vai ser uma vergonha ainda maior", afinal ela ali fazendo o trabalho dela e ele todo alegrinho. Outro pensamento que me veio à mente foi pelo fato de ele não ter conseguido ter certeza que estava tudo bem comigo, será que o problema de que a gente não conseguia engravidar estava realmente comigo?

Enfim, aquela segurança que "Eu" tinha caiu por terra e "Eu" não fazia ideia do que pensar, mas não pensava nada de bom, e tudo que está ruim pode piorar? **"Eu" não podia imaginar o que estava por vir!!!**

Ufa, era mesmo um professor, Homem, mas não veio sozinho, trouxe a classe toda, o que incluía garotas, na minha memória quando "Eu" vi aquele povo entrando na sala em que "Eu" estava peladão, parecia um batalhão, mas devia ser umas quatorze pessoas no máximo.

Mesmo sendo a maioria estudantes homens, mas se "Eu" já estava com vergonha de um cara só, imagina agora uma classe inteira e com até algumas mulheres, mesmo que todos se esforcem muito para olhar apenas para a telinha do Ultrassom.

Por mais que fossem estudantes para serem profissionais da saúde um dia, mais uma vez, como disse anteriormente, com o pensamento fértil de cada ser humano, não sabia o que passava na cabeça de cada um ali, mas na minha cabeça só lembro de ter uma sensação terrível, que "Eu" era apenas um nada ali.

Enfim é uma situação que não desejo a ninguém, "Eu" também ficava me esforçando para olhar a mesma telinha, até que quase esqueci da situação ridícula em que "Eu" me encontrava.

No final das contas o professor deu seu veredito, não havia problema algum comigo, e que só precisaria colocar mais pressão no aparelho para poder fazer a leitura corretamente.E acabou ficando bem mais incômodo quando o professor o fez, mas não chegava a doer, após isso me deram papel toalha para "Eu" me limpar, e agora apesar de todo esse desconforto podia voltar para casa aliviado, o problema parecia realmente não estar comigo.

- Tiago 5:14-15

Entre vocês há alguém que está doente? Que ele mande chamar os presbíteros da igreja, para que estes orem sobre ele e o unjam com óleo, em nome do Senhor. A oração feita com fé curará o doente; o Senhor o levantará. E, se houver cometido pecados, ele será perdoado.

CAPÍTULO 8.

A Cirurgia

Agora que sabíamos qual era o problema, onde e com quem estava, começamos a ir atrás do que achávamos que seria a solução, uma cirurgia para retirar os vestígios da endometriose, e foi o que sugeriu a equipe médica, e foi aí que aprendi um pouco mais sobre essa doença.

Vou tentar explicar com as minhas palavras e de um jeito simples, desculpem os Médicos e mais entendidos, é só uma forma simplificada de como funciona na minha mente e para dizer como "Eu" acredito que as coisas funcionem no alto da minha ignorância.

A mulher em período de Vida fértil menstrua todo mês, e em cada ciclo destes o corpo dela se prepara para uma possível gestação, que em que não consumada, essa preparação se desmancha e vira sangue com impurezas, o que em toda mulher sem endometriose, é eliminado completamente, na menstruação.

Mas para as mulheres com esse problema, endometriose, essa "sujeira" não é completamente eliminada, e em cada mulher, dependendo do nível desse desvio de rota, em algumas chegam em níveis altíssimos, além de cólicas fortíssimas, pode acabar com a área toda comprometida e não conseguir engravidar.

Esse parecia ser o caso da Ale, a solução apontada pelo pessoal da Santa Casa era fazer uma microcirurgia, uma que através de pontinhos bem pequenos no abdômen dela, poderiam "fazer uma boa faxina", limpar a área deixando o útero pronto para receber uma gestação.

O nome deste tipo de procedimento é videolaparoscopia, depois de fazer mais uma bateria de exames para ver se essa laparoscopia poderia mesmo ocorrer sem maiores problemas, e de ficar mais um tempo sem poder "Namorar" lá fomos nós para mais uma etapa.

*A cirurgia segundo os Médicos foi um sucesso, ocorreu tudo bem e a "Ale" se recuperou muito rápido, **Milagre número Oito!***

Ocorreu que só que depois ficamos sabendo que ela iria precisar tomar uma injeção por mês durante seis meses, lembra que o Médico disse que não íamos precisar gastar com mais nada?

Pois é, era verdade, mas ele não disse que seria Fácil?

E essa injeção era um remédio de Alto Custo.

Precisamos ir em um posto bem longe de onde morávamos, perto da Av. do Estado, caminho de São Bernardo, mas em São Paulo ainda. E uma vez por mês tínhamos que, além de ir para lá atrás dessas injeções, tinha o incômodo de tomar a injeção na barriga, esperar quase que o dia inteiro para conseguir tomá-la, e essa era só a parte fácil. A parte difícil eram os efeitos colaterais, era uma injeção para que ela não menstruasse, mantendo assim, "limpo" o útero, até alguns meses após a cirurgia.

O que trazia outra consequência bem difícil de se lidar, sem menstruar, a "Ale" começou a ter todos os sintomas de uma menopausa, período que mulher começa a deixar de ser fértil, todas alterações de humor, os calores repentinos, e outros sintomas bem incômodos.

Porque Casal que não "Namora" se separa, mas passamos por mais essa provação, JUNTOS. **Milagre número Nove!**

Uma época bem difícil, pois um dos sintomas, e o que mais me atingia, era a queda da libido dela, o que mais uma vez nossa relação superou, o que para muitos casais jovens pode ser considerado um Milagre!

- Salmos 121:1-2

Elevo os olhos para os montes: de onde me virá o socorro? O meu socorro vem do Senhor, que fez o céu e a terra.

CAPÍTULO 9.

A Decepção

P assados estes seis meses de aprovação, o Médico nos aconselhou a intensificar nossas tentativas, e nós, talvez por falta de treino, voltamos a nos relacionar, mas não tão frequente quanto deveríamos.

Além disso, os diversos problemas financeiros que sempre tinham permeado nossas "Vidas", "Eu" sempre correndo atrás de trabalhos, viajando muito, deixaram nossa intimidade bem abalada, estes seis meses de libido baixíssima, com certeza contribuíram para esta baixa frequência que vivíamos, mas aos poucos voltamos a normalidade.

Acompanhamos um pouco mais de uns três meses, mas a resposta continuava sendo negativa, toda a vez que a "Ale" ia para Santa Casa voltava arrasada, além de mais uma resposta negativa! **A equipe médica mostrava sinais de que estavam acabando as alternativas possíveis para Gente.**

Até que chegou o fatídico dia em que ela foi para Santa Casa e voltou direto para a nossa escola, chorando tanto que "Eu" nem conseguia entender o que ela falava, sabem quando a pessoa não para de chorar e quer falar alguma coisa, mas com a respiração ofegante não nos faz entender uma só palavra? Então, foi exatamente assim que ela chegou, só após uns dois copos de água, ela se acalmou um pouco e me contou o ocorrido.

Os Médicos haviam dito que não havia mais nada que pudessem fazer pela gente, que aquele lugar era para pessoas que realmente tinham algum problema físico grave, e que o nosso caso, mesmo após aquele sofrimento todo, o útero dela parecia estar em perfeitas condições, mas que a ansiedade dela poderia estar atrapalhando.

Disseram também para procurar um psicólogo, tentar relaxar um pouco e continuar tentando que uma hora viria naturalmente, mas antes de mandá-la de volta para casa deram um papel para ela voltar depois de um ano? **Mas que eles achavam que ela iria voltar já com um Bebê no colo.**

Foi uma saída extremamente frustrante para nós dois, principalmente depois de tudo que havíamos passado, mas a nossa História não podia acabar assim. Lá no fundo a gente sabia que ia dar certo, a Fé foi importantíssima nessa hora, lembram que "Eu" falei lá no começo que nós tomamos a decisão e que iria dar certo?

Eu a abracei e disse: "Pode parar de chorar, não quero mais que "Você" volte lá, "Você" já voltou triste muitas vezes daquele lugar, "Eu" ainda não sei como vamos fazer, mas sei com certeza absoluta que vamos fazer dar certo. Vamos dar tempo ao tempo, e fazer apenas o que está ao nosso alcance, nos focar no nosso trabalho, ganhar bastante dinheiro para poder procurar uma clínica melhor e que não desistam da gente, afinal vamos estar pagando.

Eu para ser sincero com "Vocês" que estão lendo esse Livro, até aquele momento não tinha tanta Fé quanto hoje. **Meu conceito de Fé, era algo muito mais Abstrato!**

Longe da minha realidade, mas naquele momento "Eu" senti que aquelas palavras simplesmente saiam da minha boca e "Eu" as escutava pela primeira vez junto com a Ale, parecido com aquele momento que "Eu" prometi que iria realizar os sonhos dela.

E sempre que "Eu" penso naqueles instantes minha Fé cresce, só por lembrar da sensação. **Milagre número Dez!**

"Eu" não sabia, não fazia lógica naquele momento, mas "Eu" tinha uma certeza tão inabalável naqueles instantes que era quase como se "Eu" não tivesse controle sobre o que "Eu" estava dizendo, como se aquelas palavras não fossem minhas, tudo que "Eu" sabia era que a mulher que "Eu" amo estava nos meus braços, que eu precisava confortá-la e que Deus não ia nos abandonar.

- Isaías 40:28-31

Será que você não sabe?
Nunca ouviu falar?

O Senhor é o Deus eterno,
o Criador de toda a terra.
Ele não se cansa nem fica exausto;
sua sabedoria é insondável. Ele fortalece o cansado
e dá grande vigor ao que está sem forças. Até os jovens se
cansam
e ficam exaustos,
e os moços tropeçam e caem; mas aqueles que esperam no
Senhor
renovam as suas forças.
Voam alto como águias;
correm e não ficam exaustos,
andam e não se cansam.

CAPÍTULO 10.

A Reviravolta

Embora a gente tenha focado no trabalho, em correr atrás do nosso, todo tempo livre, a "Ale" corria para o centro, onde perguntava aos guias, e o engraçado, é que ela quando voltava me dizia que eles haviam dito o mesmo que eu.

Que tudo ia dar certo, que para Deus nada é impossível, que viria na hora certa e blá blá blá, pelo menos era assim que soava para ela, embora com certeza ouvir mensagens positivas ajudaram, enquanto não vemos Resultado, fica cada vez mais difícil manter a fé, só que não é impossível, precisamos olhar para trás e ver as provas que já aconteceram nas nossas "Vidas".

Continuamos a tocar nossas "Vidas" focando mais no trabalho, como aqueles anos que a gente mal vê passar?

FOI ASSIM ESSE ANO...

Enfim, num belo dia de segunda-feira que para gente parecia normal, a "Ale" não foi para escola, pois tínhamos poucos trabalhos lá, então "Eu" fui sozinho para tocar as coisas.

Ela aproveitou que tínhamos poucos alunos e ficou para fazer faxina da nossa casa, e depois de passar o dia inteiro fazendo faxina, tivemos a demonstração de mais um Milagre, que "Eu" acredito que seja o mais importante e mais fácil de se perceber como um Milagre!

Afinal, que pessoa normal depois de um dia inteiro fazendo faxina pesada na casa resolve colocar abaixo e organizar o guarda roupas? **Milagre número Onze!**

Foi isso mesmo, ela resolveu fazer e colocou o guarda roupas abaixo para organizar, e "Eu" falo desse ocorrido ser um Milagre, pois é de se imaginar que qualquer ser humano normal estaria morto de cansado no final do dia, ela mesma estaria, mas aquele dia em especial Deus com certeza falou no ouvido dela, e qual foi o Resultado desse Milagre? Quando ela pegou o guarda roupas para arrumar, ela achou Aquele papel com a data de retorno na Santa Casa e, pasmem, era o dia seguinte ao da faxina.

Ela me ligou depois que pegou aquele papel, que mesmo sem entender o porquê de o ter achado, meio que achando que era uma coincidência, ela ainda não tinha noção de que coincidências não existem, e sempre é a mão Dele, ela pensou em não ir e nem me falar nada a respeito.

Mas novamente Ele interviu, e ela mesma desacreditada, pois me conhecia muito bem, e imaginava que a resposta ia ser: "De jeito nenhum! "Eu" já disse que naquele lugar "Você" não pisa mais? "Você" já voltou Arrasada vezes demais de lá"!!!

Ela criou coragem e me contou do Bendito Papel.

E quando me contou, aquela resposta que ela estava esperando, e tenho a certeza que se fosse o meu racional, teria sido exatamente aquela mesmo, naquele momento não sei se o meu emocional tomou a frente ou se foi "Ele", só sei que senti algo novo em mim, uma sensação muito boa e que "Eu" não sabia explicar, acho que até hoje. "Eu" não vou tentar explicar, pois qualquer palavra que "Eu" use, não vai chegar nem perto a fazer jus àquele sentimento, "Eu" só sei que as palavras simplesmente saíram da minha boca, novamente.

E Milagre chama Milagre! **E assim veio o Milagre Doze.**

Foi como naquelas outras vezes que "Eu" simplesmente falei, onde "Eu" parecia não ter muito bem o controle das palavras, e de bate e pronto respondi: ""Você" tem razão, "Você" não vai lá amanhã... nós iremos lá amanhã, vamos juntos e tudo vai dar certo, muito certo, tenho certeza absoluta".

- Filipenses 4:6-7

Não andem ansiosos por coisa alguma, mas em tudo, pela oração e súplicas, e com ação de graças, apresentem seus pedidos a Deus. E a paz de Deus, que excede todo o entendimento, guardará o coração e a mente de vocês em Cristo Jesus.

CAPÍTULO 11.

Os Primeiros Sinais de Sucesso

Chegamos lá e de novo só ela pode entrar, mas diferente das outras vezes o meu espírito era completamente outro, "Eu" estava cheio de esperanças e convicto que aquilo que "Eu" senti era um sinal de que estávamos no caminho certo.

Esperei pacientemente do lado de fora, na recepção onde "Eu" antes já havia passado muita raiva, e dentro de pouco tempo, após ela ter sido chamada, ela saiu, e novamente não saiu com a cara que "Eu" esperava.

Estava de novo com cara de decepção, foi logo dizendo o que havia acontecido lá dentro: "Mor, "Eu" contei toda a História, pois a equipe que está aqui já é toda outra, e o doutor disse que daqui a uns três meses eles vão começar um projeto aqui de fertilização in-vitro, e que o nosso nome já vai entrar na fila

Então sem entender o porquê perguntei: "E por que essa cara de decepção?" Pois ao meu ver, aquelas eram Notícias Excelentes!

Mas é aquela velha História, de que Gato escaldado tem medo de água Fria.

Pra mim o sentimento era outro, nessas horas a Fé fala tão

alto que ficamos surdos para as outras coisas, "Eu" estava com o coração cheio de esperanças, e estava completamente diferente das outras vezes que tinha ido para lá, tinha certeza que aquele era o caminho.

Foi então que "Eu" respondi para ela como me sentia, dizendo que desta vez "Eu" tinha certeza de que iam cumprir a promessa e que se eles disseram que vão chamar em três meses, eles vão chamar, pois a estas alturas já começava a calcular que as "coincidências" eram muitas para serem só coincidências.

Acredito que, por medo de se decepcionar de novo, essa verdade não saltava aos olhos dela como aos meus, por mais que "Eu" estivesse do lado dela o tempo todo, "Eu" sofria de vê-la sofrendo, então por este prisma o sofrimento dela deveria estar sendo bem maior que o meu.

Mas como acredito que é para isso que servem os companheiros, quando um está deixando a peteca cair, precisa do outro, nem que seja só para dizer: "Eu estou aqui do seu lado, pega na minha mão, daqui do seu lado "Eu" não vou sair, e no fim tudo irá dar certo, e que se não deu certo ainda é porque ainda não chegou no fim".

Às vezes apenas um: "Tamo junto? Ou apenas um TMJ"!

JÁ FAZ TODA A DIFERENÇA...

Depois de um tempo pensando, agora com mais frieza:"Eles pedirem para voltarmos depois de um ano, porque não tinham mais nada para fazer pela gente; Ela achar o papel deste um ano um dia antes da data correta; Achar naquela situação incomum de arrumar um guarda roupa depois de um dia muito cansativo de faxina; Aí a gente vai para lá e eles estarem começando a agenda de um projeto de fertilização totalmente gratuito bem naquele dia.

E os Médicos dizerem que estavam nos inscrevendo nesta lista como uns dos primeiros dela, e que em três meses eles vão entrar em contato", é uma sequência de acertos muito grande, não é?

*Pra mim essa é a mais pura definição de Milagre, mais claro que isso só se o próprio Deus aparecer, nos pegar pelos braços, sacudir e dizer: **"Tá faltando o que para "Você" Acreditar???"***

Vamos ser sinceros, se depois de todas essas "coincidências", "Você" ainda não entendeu que sempre foi a mão de Deus, mesmo nos pequenos detalhes e simplesmente ter fé, e entender que nada foi coincidência.

*Não vamos perder a conta? **O que nos leva ao Milagre de número Treze!***

Com esse sentimento de já ganhou, nós esperamos dois meses e meio para receber a ligação, que veio só para confirmar nossas expectativas.

- Salmos 1:1-3

Como é feliz aquele
que não segue o conselho dos ímpios,
não imita a conduta dos pecadores,
nem se assenta na roda dos zombadores! Ao contrário, sua satisfação
está na lei do Senhor,
e nessa lei medita dia e noite. É como árvore plantada
à beira de águas correntes:
Dá fruto no tempo certo
e suas folhas não murcham.
Tudo o que ele faz prospera!

CAPÍTULO 12.

Agora Vai!

Ao chegar lá, nos deparamos com mais 9 casais, e realmente o programa era muito promissor, era uma parceria com uma clínica, grande e famosa, com a Santa Casa, e apenas 10 casais nessa primeira leva iriam ter a chance de participar dos programas de reprodução assistida.

Como já era de se esperar, fizemos todos os exames de novo, mas desta vez não estávamos sozinhos.

Encontravamos com os mesmos casais todas as vezes que íamos fazer algum exame ou levar o retorno para os Médicos.

Acabamos pegando amizade com alguns deles, e por passar por problemas muito parecidos a identificação era automática, e com isso essa época foi bem mais tranquila e leve, mas a ansiedade de ver seu sonho chegando tão perto, após todos esses anos nessa batalha, começou a ficar muito forte.

O programa era baseado em até três tentativas que seriam baseadas nos exames de cada casal, os Médicos avaliavam se valeria a pena fazer a inseminação ou partir direto para a fertilização, no nosso caso fomos direto para a fertilização.

Só um parênteses importante, preciso explicar como "Eu" entendi as diferenças dos dois procedimentos, são bem parecidos e até começam igual, nos dois a mulher toma injeções uma semana antes dos dias férteis, para estimular uma super ovulação, o que em alguns casos faz com que a mulher produza mais de um óvulo em cada período fértil, e por isso muitos casais acabam tendo gêmeos após estes procedimentos.

No caso da inseminação artificial, estando tudo bem com o "Pai", ele enche o potinho como se fosse um Espermograma normal, eles levam ao laboratório onde após uma breve seleção eles são colocados numa seringa com um caninho fininho e comprido, o Médico injeta direto onde estão os óvulos e no período mais provável de dar certo.

Já a fertilização é um pouco diferente, porém bem mais eficaz, porque o material do Homem vai para o laboratório junto com o da mulher, é isso mesmo, os óvulos também são extraídos e são fecundados fora do corpo, e os que começam a evoluir, ou seja, os que vingam, vão de volta para onde era para eles terem se encontrado originalmente, o útero da mulher.

Como "Eu" disse no nosso caso, não sei se por conta da Endometriose ou do tempo que já estávamos na luta?

Acharam melhor irmos direto para a Fertilização!!!

E mais uma vez fomos cheios de esperança mais uma vez, a "Ale" passou uma semana tomando duas injeções por dia na barriga para estimular essa superovulação.

Eu, só por curiosidade, peguei o nome da injeção e fui na farmácia para saber o preço, fui informado que cada custava

843 reais, o que naquela época era um pouco mais que um salário mínimo, e isso CADA UMA, ela tomou duas por dia por uma semana inteira.

Chegou Nosso Grande Dia!!!

O grande dia da coleta, fui fazer a minha parte com tranquilidade, mesmo sendo aquele mesmo banheiro zoado da Santa Casa.

O sentimento já era completamente outro, não mais de vergonha como antes, agora era um misto de responsabilidade e orgulho, "Eu" ia ao banheiro e mesmo que todos soubessem o que "Eu" ia fazer, desta vez "Eu" não iria me "masturbar", "Eu" iria cumprir minha parte na fecundação do "meu Filho", e assim aqueles problemas, que antes pareciam gigantes, agora eram só brincadeira de criança.

Porém os óvulos da "Ale" não se desenvolveram o suficiente!

Apenas 2 (dois), foram possíveis de ir para o Laboratório Para Fertilizar.

Passado algumas horas nos chamaram de volta e apenas um deles vingou e começou a evoluir, o Médico devolveu no corpo da "Ale" e fizeram um ultrassom. Era apenas uma página toda preta com um pontinho branco no meio, afinal era apenas o início de uma gestação, mas lembro da sensação: que alegria.

Eu já mostrava aquele pontinho branco para todo mundo e dizia:
"Não é Cara do Pai?"

E eles disseram: "Daqui a quinze dias "Vocês" voltam aqui para a gente ver se realmente está tudo certo, vamos fazer todos os exames, e aí seguimos com o pré natal, mas por enquanto evite fazer esforços muito grandes, ou passar grandes estresses."

- Deuteronômio 31,6

"Sejam fortes e corajosos! Não tenham medo, porque Javé seu Deus é quem vai com você. Ele não o deixará, e jamais o abandonará".

CAPÍTULO 13.

Estamos Quase Lá

Seguimos à risca as recomendações médicas, a "Ale" que ainda trabalhava comigo na recepção de nossa escola de música, atendendo as bandas para ensaio, atendendo os "Pais", ficou em casa, com a perna para o alto, literalmente, para causar o maior conforto para o nosso "Bebê", que na nossa cabeça já estava crescendo.

Eu percebendo que minha cabeça também não estava mais na escola e sim na gestação, comecei a fazer as contas e cheguei a conclusão que o mês inteiro trabalhado na escola e no estúdio, "Eu" havia conseguido pagar todas as contas, professores, e técnico para ficar no estúdio e tinha lucrado apenas 87 reais, estava vivendo dos meus shows, de outra escola onde dava Aula, mas no meu próprio negócio mesmo, "Eu" estava apenas trocando figurinhas.

Aquelas palavras do Médico, de não deixar ela passar nenhum stress, me castigavam pois na atual conjuntura do meu negócio seria completamente impossível, pois na escola era "Pai" que atrasa pagamento, professor que faltava, eventos que as pessoas brigavam para ter o melhor espaço, governo aumentando impostos e infinitas outras possibilidades de se estressar.

*Agora com a conta que me provava que "Eu" estava basicamente trocando figurinhas. **"Eu" e a "Ale" resolvemos juntos que não iríamos mais continuar com a Escola!!!***

Pra resumir bem, passei o negócio para um aluno e amigo querido, passei o negócio funcionando, e dando lucro, ainda que muito pouco é verdade, mas fizemos um apanhado de tudo que estava lá dentro e iria ficar, orçamos o preço de cada coisa, somamos e dividi por 2 para ficar com um preço muito bom, e ele ainda pode pagar isso em suaves prestações e sem juros.

E assim se passaram os quinze dias, ela mais de boa, e "Eu" resolvendo a situação de nossa já antiga escola, decisão tomada a partir de vários motivos, mas o real e o principal foram as palavras do Médico, "Eu" achava que não suportaria que não desse certo a fertilização, o que obviamente aconteceu, mas graças a Deus não foi por minha culpa.

Quando chegamos na Santa Casa, junto com os outros casais, já vimos que alguns estavam comemorando o procedimento deles ter dado certo, mas o nosso ainda não, a gravidez não vingou, apesar de termos feito tudo certinho. Ela ter ficado de pernas para o alto literalmente e o máximo que pode, "Eu" resolvi tudo que pudesse lhe causar estresse, resolvia todas as pendências financeiras sem ao menos comentar com ela, desisti por hora do meu sonho da escola para viver esse outro sonho, o sonho da paternidade.

E como assim não tinha dado certo? De novo?

Por que Deus estava Fazendo aquilo com a Gente?

Hoje em dia pensando bem, acho que uma pessoa que a algum tempo atrás só pensava em crescer na Vida, ganhar dinheiro e ter seus bens, desistir ou ao menos protelar seu sonho de ser dono da sua própria escola e estúdio que querendo ou não estava dando um pequeno lucro, só porque um Médico disse que sua esposa não poderia passar por nenhum estresse.

Pode parecer um pouco de exagero, mas fiz aquilo sem a menor dor no coração, naquele momento da minha Vida, ter o meu Filho, cumprir a minha promessa de realizar os dois maiores sonhos da minha esposa, e sentir realmente o que é ter a sua família crescendo e já sentir pai.

Tudo isso valia muito mais do que qualquer outro sonho que "Eu" já tinha tido até então, e enxergar isso com tanta clareza, já naquela época, e ainda sem ter ficado grávido de verdade.

*Só me leva a pensar que é mais um Milagre, **o Décimo Quarto.***

- Josué 1:9

Esta é minha ordem: Seja forte e corajoso! Não tenha medo nem desanime, pois o Senhor , seu Deus, estará com você por onde você andar".

CAPÍTULO 14.

Uma Segunda Chance?

A médica que estava mais próxima desses casais, incluindo "Eu" e a "Ale" , acompanhando bem de perto, era a Doutora Karina Tafner, do projeto Betha (que depois mudou de nome para Fiv São Paulo), da clínica particular de reprodução assistida.

Uma coisa que todos sabemos é que estes procedimentos eram caríssimos por sinal, mas eles resolveram colocar o projeto na Santa Casa para atender a população mais carente e que não poderia pagar por estes serviços.

A gente já sabia que teríamos mais duas tentativas, e agora que estávamos chegando tão perto!

Com certeza não era hora de Desistir.

Milagre número **Quinze**!

Eles eram os responsáveis para fazer os procedimentos, mas a Doutora em especial era uma pessoa de grande empatia, e ao ver nossa decepção de ter falhado na primeira tentativa já disse que íamos ter uma segunda chance, e que já seria no próximo ciclo menstrual da Ale.

Ao sair da sala mesmo com aquela decepção que já era de se esperar, ao encontrar com os outros casais que passaram pelos mesmos procedimentos e ver que alguns deles comemoravam pois não só tinha dado certo mas entre eles já tinha até "Pais" de Gêmeos por lá, a alegria deles era contagiante, e saímos de lá cheios de esperança novamente.

Aproximadamente depois de um mês, ou um pouco menos começamos os procedimentos novamente, mais injeções na barriga, só que desta vez foi bem mais curto, foram apenas três dias de injeções, eles sempre que iam dar as injeções faziam também um ultrassom para verificar o tamanho dos óvulos.

Começamos numa sexta feira e na segunda antes de tomar a injeção para estimular o crescimento dos óvulos o Doutor Cristiano que era Filho do Doutor Newton Busso, esse que era o coordenador da pós graduação em infertilidade conjugal e reprodução assistida da Faculdade da Santa Casa de São Paulo e um dos fundadores do projeto FIV São Paulo constatou, que os óvulos já tinham passado do tamanho e não daria mais para puncionar.

Ele comentou comigo que acha que deveriam ter dado mais tempo, ter passado mais ciclos sem tentar de novo, pois o corpo da "Ale" ainda deveria estar com muitos hormônios da primeira tentativa,

E foi então que ele teve a Feliz e Milagrosa (porque não chamar assim), ideia de que se não era mais possível puncionar para fazer a fertilização? **Que nós poderíamos inseminar!!!**

Milagre Dezesseis *e já vamos entender o Porquê?*

Saímos de lá com mais uma injeção para "Ale" tomar na barriga, na terça à noite com o horário certinho marcado, e teríamos que estar lá na quarta pois nesse horário seria a hora perfeita para fazer a inseminação.

Já estávamos ficando preocupados pois a segunda chance das três que teríamos estava parecendo que estava indo embora, pois o pouco que sabíamos era de que se a fertilização que é feita a fecundação fora do corpo, muitas vezes com mais de um óvulo, espera para ver qual embrião vai vingar e começar a crescer para depois já colocar no útero, (um ou mais embriões crescendo), o que seria um procedimento muito mais eficaz, não deu certo, quem dirá uma inseminação artificial que é apenas injetar com uma seringa normal os espermatozoides onde os óvulos que deveriam estar crescendo, que no nosso caso tinha apenas um, onde em outras mulheres a gente sabia de casos de terem vários óvulos crescendo por conta dos hormônios, nós já sabíamos que seria um procedimento muito menos eficaz.

Mas mesmo assim, resolvemos fazer tudo certinho nos horários marcados, e fora a parte boa que o Doutor disse para gente ir ajudando fazendo a nossa parte também �� *. **O que é claro me prontifiquei de imediato para fazer cumprir.***

Ela tomou a injeção na terça no horário certinho, quarta chegamos cedo, como sempre antes do horário marcado, mais uma vez "Eu" caprichei no potinho, eles levaram para o laboratório e na hora exata que o doutor tinha marcado eles preparam a "Ale" e me chamou, ele já tinha posicionado o caninho lá no lugar certinho e me chamou para injetar o conteúdo da seringa.

Eu sei que o material ali era meu, mas a importância daquele momento, daquele gesto de "Eu" poder colocar a semente do meu Filho para mim foi indescritível, "Eu" senti que aquela era a hora, "Eu" estava tão confiante como se fosse a primeira vez, todas as vezes que não tinham dado certo não importavam, pois aquela era a hora. Inseminação é muito menos eficaz do que a fertilização,mas e daí? A gente iria ter mais uma chance de fazer outra fertilização, o próprio Médico disse só para não perder a oportunidade de ter aquele óvulo que tinha se desenvolvido bem e a gente iria inseminar apenas por desencargo de consciência.

E desta vez diferente das outras não ficamos tão ansiosos, a "Ale" completamente diferente da outra vez que ficou com as pernas para cima literalmente! Ela chegou em casa da inseminação? **E foi Limpar a Casa.**

E embora o que ouvimos é que a ansiedade era quem atrapalhava, que teríamos outra chance de fazer o processo mais eficaz, e que a inseminação era um desencargo de consciência, essa foi a primeira vez que estávamos juntos e resolvemos entregar na mão de Deus, estamos fazendo o nosso melhor e na hora certa ele proverá.

Essa paz "Eu" chamo de: **Décimo Sétimo Milagre.**

E assim se passaram os 15 dias para pegar o Resultado, esperamos o tempo certo fizemos o exame de sangue e esperamos o Resultado que a "Ale" foi consultar pela internet de tanto que estávamos tranquilos qual fosse o

Resultado.

- Isaías 43:18-19

"Esqueçam o que se foi;
não vivam no passado. Vejam, estou fazendo uma coisa nova!
Ela já está surgindo! Vocês não a reconhecem?
Até no deserto vou abrir um caminho
e riachos no ermo.

CAPÍTULO 15.

A Grande Notícia

O dia que saiu o Resultado "Eu" acredito que até o dia da minha partida ficará vivo na minha memória: "Eu" saí para dar Aula normalmente como fazia parte da minha rotina. "Eu" sabia que naquele dia iria ter o Resultado mas estava tranquilo!

Fui para escola e estávamos nos preparando "Eu" a dona da escola (uma menção honrosa para a Fátima Star, que esteve presente por vários anos desta jornada) e uma porção de alunos para uma audição (a gente "fechava" um bar ou uma casa de show, montava bandas diferentes misturando professores com os alunos, e os alunos vendiam os ingressos e era certeza de casa cheia).

Lembro de estar com o pensamento no ensaio e na minha obrigação com os alunos, **(que na maioria eram crianças e pré-adolescentes).**

Eu estava dentro do estúdio e que servia de sala de Aula de bateria da escola e estávamos ensaiando quando tocou o telefone fixo da escola na sala de fora e "Eu" fui atender, pedi licença para o pessoal e fui atender achando que era uma ligação para escola normal, nem lembrava que estava esperando o Resultado da inseminação.

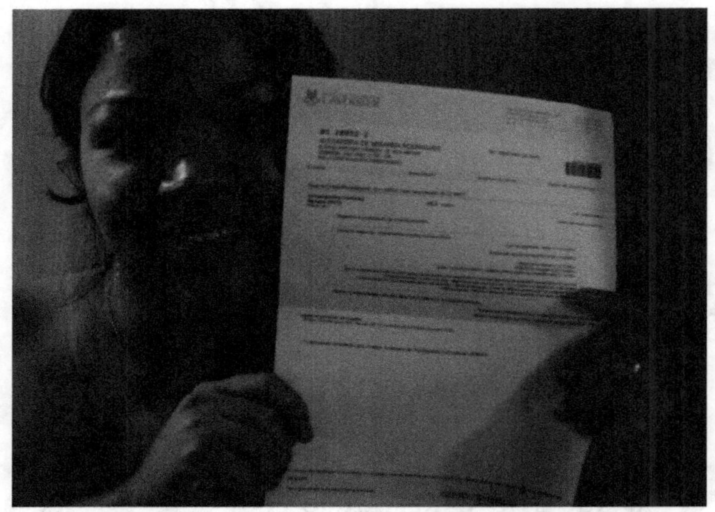

Ao atender ouvi a "Ale" dizendo Mor?

E minhas pernas amoleceram só de ouvir a voz dela, (que estava trêmula)!

Ela tinha ficado junto com minha mãe em casa e olhava o Resultado de 5 em 5 minutos.

Nem posso imaginar o quanto ela estava ansiosa?

Pois mesmo confiando em Deus e deixando na mão dele quando a gente não tem algo que nos deixemos extremamente ocupados é Impossível não ficar ansioso né?

Então "Eu" respondi para ela, "oi Mor", sou "Eu" sim!

Me diz, tá tudo bem?

Foi um choro de alegria, uma emoção que não vou conseguir explicar com palavras, nem aqui neste relato, nem naquele momento no telefone.

Ela depois de uma respirada profunda e aos prantos Respondeu:

"Parabéns "PaPai", nosso sonho vai se Realizar. Obrigada".

"Eu" não sabia o que dizer para ela, fiquei algum tempo calado e apenas chorei, dei graças ao nosso Deus com toda sinceridade do meu coração e depois disse que logo estaria em casa para a gente comemorar.

Voltei para sala do ensaio, e todos me olharam, estava visível que "Eu" estava chorando e a dona da escola me perguntou se estava tudo bem, e "Eu" olhei para ela e para aquele monte de criança que estavam ensaiando, "Eu" sabia que não seria adequado falar um palavrão, mas foi mais forte que eu, "Eu" soltei um grito "Puta que pariu "Eu" vou ser Pai" e voltei a chorar como uma criança.

Foi uma comoção geral, todas correram em minha direção me abraçar, "Eu" já estava naquela escola a um bom tempo e a maioria daquela sala sabia da batalha que "Eu" junto com minha família estávamos travando, e aquele momento foi quando "Eu" recebi a notícia de que fomos vitoriosos, definitivamente foi um dos melhores dias da minha Vida.

Ao chegar em casa a "Ale" tinha preparado um vídeo para me mostrar com um pouco do que passamos, mas o nosso abraço assim quando cheguei em casa, a alegria que estávamos, a sensação de dever cumprido, e a "Gratidão" que "Eu" sentia, pela benção e pela sucessão de Milagres que tinha acontecido.

Culminando no maior Milagre de todos, aquele Resultado "Positivo" (+)!!!

"Eu" e ela nos abraçando ali e sabendo que a gente podia dizer de boca cheia que estávamos grávidos, não consigo imaginar sensação melhor, acho que se tivesse ganhado na loteria, ou qualquer outra coisa material de muito valor o sentimento não chegaria nem aos pés do que a gente sentia naquela hora, era como se naquele abraço estivéssemos "Eu" a minha esposa, nosso Filho e o próprio Jesus nos abraçando.

*O Resultado do exame culminando naquele abraço em conjunto, o que a gente sentiu nestes momentos que vão ficar gravados nas nossas memórias para toda a nossa Vida é impossível não ser classificado como um Milagre. **(Milagre número Dezoito).***

E quem pode dizer que não foi exatamente assim, que meu Filho embora naquele momento ainda fosse microscópico já não tivesse seu espírito ali sentindo aquele nosso abraço em conjunto, e vou mais longe quem pode dizer que o próprio Jesus ou o Espírito Santo não estava nos abraçando também?

A única coisa que posso afirmar sem sombra de dúvidas é que naquele abraço não estávamos só "Eu" e a Ale.

As "coincidências" foram muito grandes, as sensações e as minhas percepções foram muito claras, a quantidade de ajuda que tivemos no nosso caminho, que foram inúmeras me levaram à último capítulo deste Livro a Conclusão?

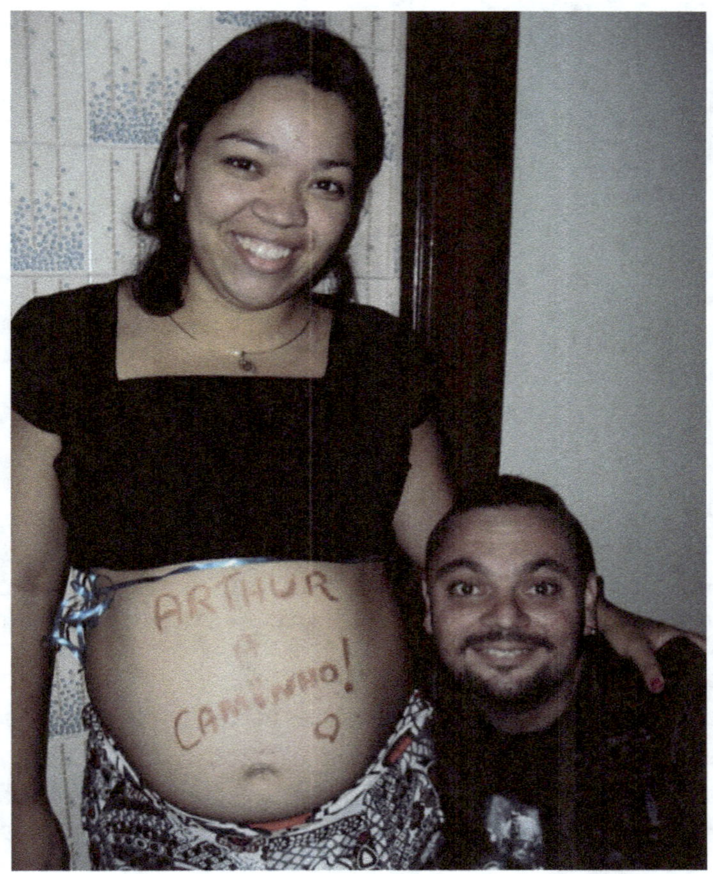

E o motivo de "Eu" que até então na minha Vida, nunca tinha escrito uma redação de uma página inteira sequer, tenha escrito esse Livro contanto e resumindo bem a História desses Milagres, essa História verídica que "Eu" espero que inspire qualquer um que chegue ao final destas páginas.

- Marcos 1:14-15

Depois que João foi preso, Jesus foi para a Galileia, proclamando as boas-novas de Deus. "O tempo é chegado", dizia ele. "O Reino de Deus está próximo. Arrependam-se e creiam nas boas-novas!"

CAPÍTULO 16.

Conclusão & Considerações Finais

Uma parte lá do começo que "Eu" deixei para contar agora nas últimas páginas, é que a "Ale" sonhava tanto com a maternidade que lá no começo do "Namoro" quando a gente não se precavia de uma gravidez.

Ela teve uma gravidez psicológica, ele ficou com todos os sintomas de grávida, ficou enjoada, a barriga já começou a dar um sinal, a menstruação que até então era bem regrada atrasou, seios inchados e tudo mais que pudesse nos fazer acreditar que ela estava realmente grávida.

As pessoas querem "Ter", para "Ser" e por último realmente Fazer.

*E "Eu" aprendi que a ordem correta é: **Antes "SER", depois "FAZER", e por último "TER".***

Tive uma briga muito séria com meu "Pai" quando falamos para ele e minha mãe que acreditávamos que ela estaria grávida, e meu "Pai" ficou indignado pois éramos "Namorados apenas" e a pouco tempo e ele achou que "Eu" não iria querer assumir, só que naquele momento mesmo com o pouco tempo de "Namoro" nem passava pela minha cabeça não assumir.

Aquela base forte que "Eu" comentei no começo, a rigidez do meu "Pai" se fez presente, o meu exemplo de caráter que sempre foi meu "Pai", (o maior pilar daquela base forte), estava duvidando do meu caráter.

E sem pestanejar me posicionei ao lado dela, já tínhamos feito o exame e ainda não tinha saído, mas seja lá qual fosse o Resultado "Eu" estaria do lado dela e assumiria seja lá qual fosse o Resultado.

Talvez a minha indignação naquele momento com ele tenha sido arrogância da minha parte, mas pensando bem ele não tinha como saber aquela altura da minha educação? **Que tipo de Homem "Eu" realmente teria me tornado.**

A nossa base sempre vai ser importante para nos aconselhar e quando nós ficamos realmente grávidos a gente precisou muito deles e enquanto a gente tiver nossos "Pais" vivos vamos precisar deles, não apenas de ajuda financeira, mas o papel dos avós é algo muito importante para qualquer família.

Eu sempre me considerei "Cristão" embora não frequentava nenhuma igreja, embora não acreditasse lá no fundo do meu coração que ele pode operar Milagres nas nossas "Vidas" como uma coisa cotidiana.

"Eu" acreditava sim que Milagres pudessem existir, mas só na Vida dos outros, ou na Vida de quem estava perdido e ou precisando demais deles.

Vou dar um exemplo aqui para que "Vocês" entendam melhor, uma vez "Eu" vi uma reportagem na tv que um caminhão tombou e caiu em cima de um carro com uma mulher ao volante, a reportagem mostrou o carro inteiro achatado parecendo uma panqueca de desenho animado?

E a mulher não só foi tirada com Vida como não quebrou nenhum osso, só teve uns arranhões, isso para mim é que era um Milagre, uma coisa grandiosa na Vida de uma outra pessoa e que realmente precisou daquele Milagre.

E pensando e relembrando da minha História comecei a juntar os pontos e perceber que o que numa História isolada até poderia ser uma coincidência, mas na ordem, e do jeito que aconteceu os fatos na minha história, e até os sentimentos naqueles momentos chave!

Não existe a menor possibilidade de não ser intervenções divinas, "Eu" posso dizer de boca cheia que foram Milagres de Deus na nossa Vida, minha e da minha família.

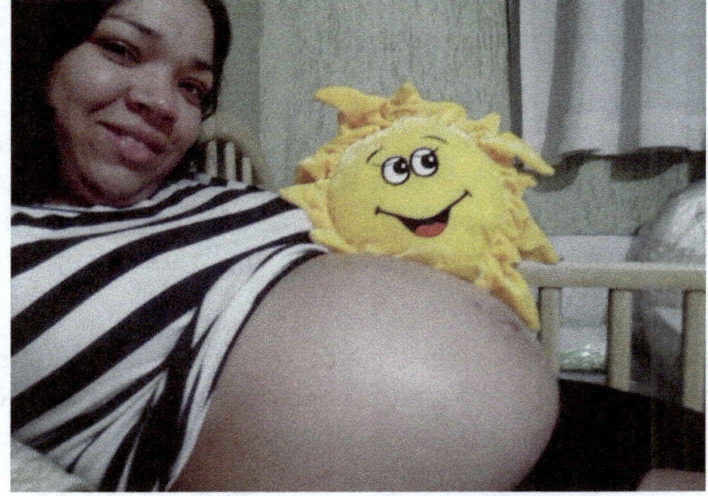

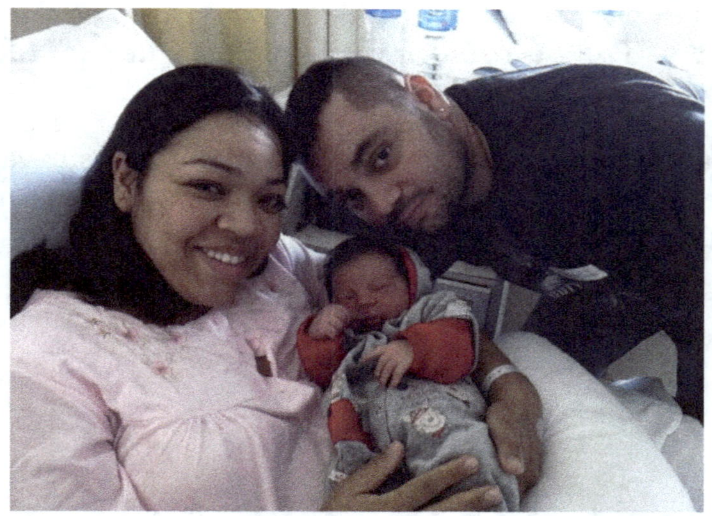

Por essa simples razão que um músico e produtor de eventos que não levou caderno no seu colegial inteiro, que nunca havia escrito uma redação que preenchesse uma página inteira sentiu que precisava escrever um Livro.

Pois essa História permeada de Milagres que precisavam ser ressaltados precisava ser contada...*O Fato é que o Resultado foi "Negativo" (-), naquela ocasião!*

*E só obtivemos um **Resultado "Positivo" (+) de Gravidez depois de "10 (DEZ) Anos" daquela data.***

E estes Longos anos de Luta só Serviram para nos Preparar.

Só que ele simplesmente não vai nos dar de mão beijada, precisamos nos preparar para receber suas bênçãos, precisamos reconhecer os Milagres sejam eles grandes ou pequenos que ele opera todos os dias nas nossas "Vidas""

A conclusão que pude tirar foi que essa frase bem conhecida está completamente Errada " se Deus quiser isso vai Acontecer",

Deus é "Pai", e como todo "Pai" ele quer o Melhor para seus Filhos!

E quando nós nos tornamos o que desejarmos, aí sim vamos poder sentir, para só depois vamos agir na direção certa e por último ter.

Deus já queria desde o início te dar, mas "Você" é quem ainda não estava preparado para receber.

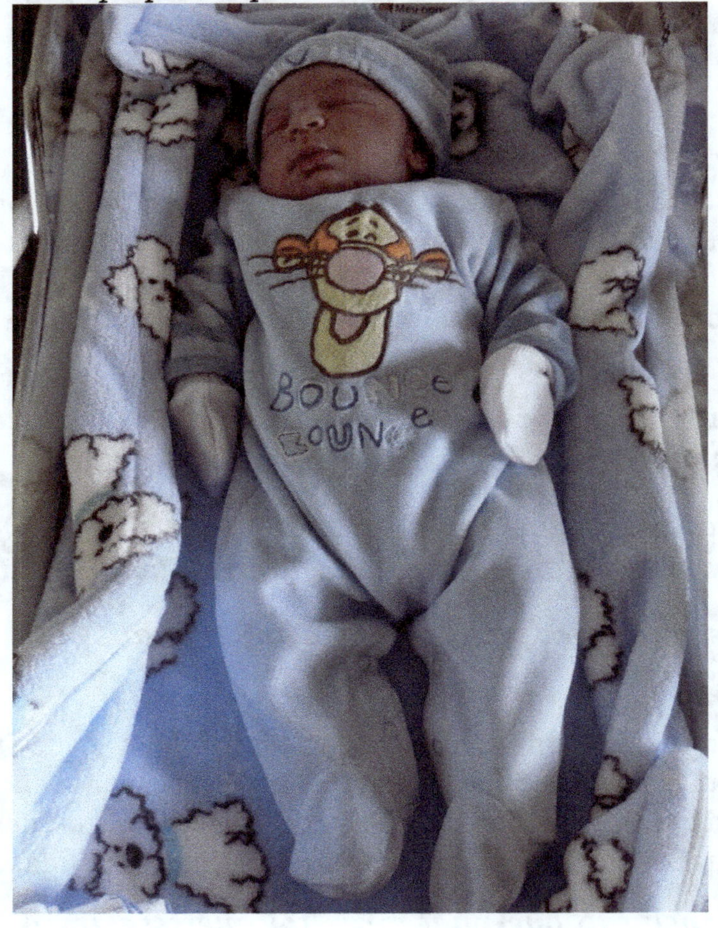

A Vida por si só já é um Milagre e é o maior

de todos Milagres, precisamos entender que só de ter a oportunidade de abrir os olhos de manhã e simplesmente viver?

NÓS JÁ ESTAMOS RECEBENDO UM MILAGRE DIVINO.

"Você" também pode alcançar seus sonhos, não importa o quanto eles pareçam impossíveis, "Você" também deveria (SER) feliz, porque "Você" é Filho de Deus, a sua imagem e semelhança!

"Você" só precisa ter Fé e agir, (FAZER) o que precisa ser feito, para poder enxergar os Milagres que Deus sempre opera na sua Vida!

Simplesmente Confie, se Movimente e Aja!!!

Que SIM, "Você" vai Alcançar ...

Seja lá qual for o seu Sonho!

E dar Graças a ele todos os dias por isso.

E com certeza "Você" vai (TER) as suas Preces Concedidas!!!

- Jeremias 1:5

"Antes de formá-lo no ventre
eu o escolhi;

antes de você nascer, eu o separei
e o designei profeta às nações".

EPÍLOGO.

Carta do Autor

Não sei por Quais Dificuldades ou Problemas que "Você" que está lendo este Livro está passando, não sei se "Você" acredita em Deus ou não, e não importa na verdade, "Eu" só posso dar testemunho do que "Eu" vi e ou "Senti".
Esses milagres eu vi, eu senti, é tudo a mais pura Realidade.

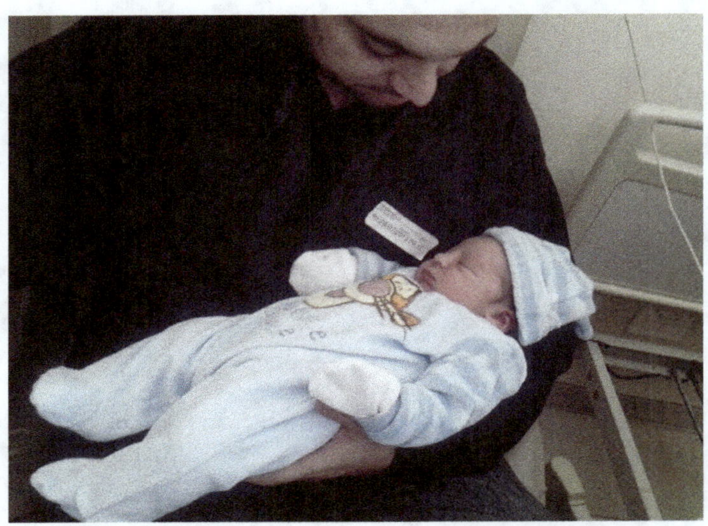

A Natureza Dinâmica e Sempre Evolutiva da nossa Vida, me fez perceber, que Primeiro "Eu" me tornei "Pai" no meu coração (SER), para depois sentir que iria dar certo, para depois ir correr atrás de (FAZER) os exames e buscar de verdade a solução para nosso problema, e para só aí por último receber a graça de (TER), verdadeiramente, meu Filho nos meus braços.

Ele Sempre esteve Comigo, me Ajudando a ter as Melhores escolhas que já tive, me ajudando a cumprir as promessas que "Eu" fiz mesmo lá no fundo achando que seria impossível, e principalmente operando seus Milagres mesmo que "Eu" na época não tivesse o entendimento para reconhecê-los.

Foram 10 (dez anos) de Batalha, sempre Acompanhado "Dele", e embora "Eu" não entendesse na época, Hoje acredito que se meu Milagre tivesse vindo antes e sem nenhuma batalha "Eu" não teria tido as experiências inesquecíveis que narrei para "Vocês" nestas páginas.

CADA MOMENTO, CADA RECORDAÇÃO DAS COISAS BOAS E RUINS?

Me preparam para ser o Homem, o "Pai", o "Marido", e o "Cristão" que tento melhorar a cada dia!!!

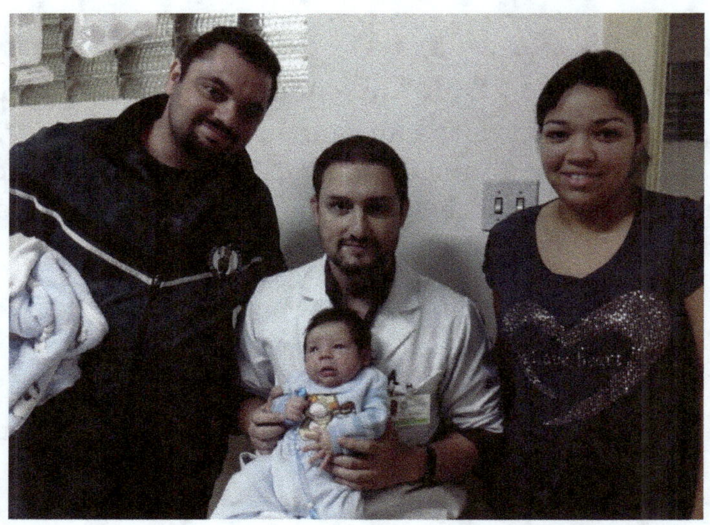

Nós Navegamos Através dos Complexos Mares da minha História, sou o Sérgio, mas quase todos amigos e colegas me chamam pelo meu apelido de criança que é "Batata", assumi esse mix de nome e apelido o que faz "Eu" ser lembrado por onde passo, se não pelo nome, mas mais comumente pelo apelido.

Espero que este Livro tenha Proporcionado insights Valiosos, e estimulado um debate frutífero. Como "Pais", "Mães" e "Responsáveis", é nossa tarefa continuar sempre aprendendo, questionando e buscando o real entendimento sobre as lutas e dificuldades diárias que nós enfrentamos ao longo de nossas "Vidas".

"Eu" queria Encerrar, Dizendo Que: Mesmo "Eu" dedicando muito menos do que seria o ideal para Deus, (meu tempo, meus pensamentos, e até o meu dízimo que é o quanto a gente ajuda seus outros Filhos). Espero sinceramente que este trabalho tenha contribuído de forma positiva para este nobre esforço.

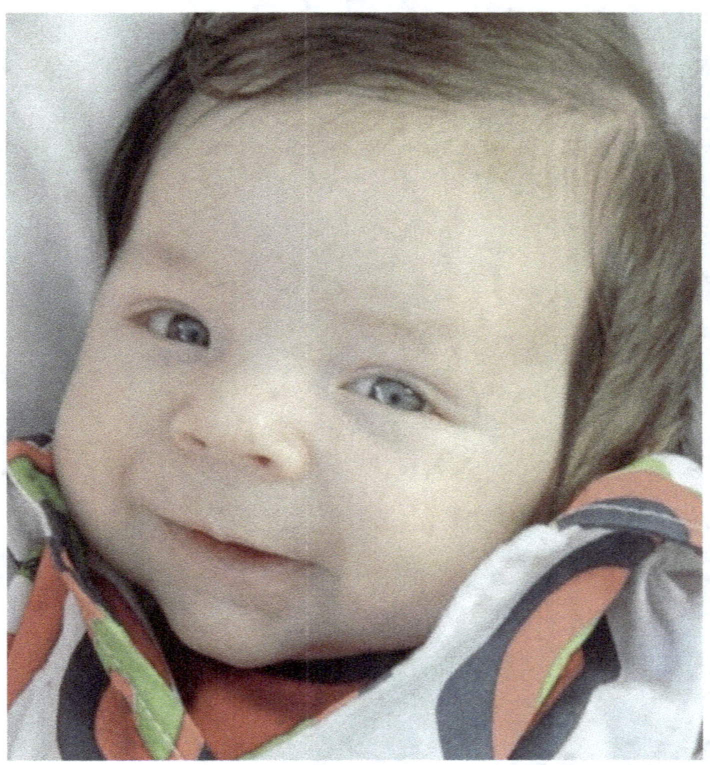

Com os Melhores Votos de Paz, Aprendizado constante e um Futuro Brilhante! Afinal quando é "Certeza" que algo vai dar CERTO, dizemos que é **"Batata"**.

Por Sérgio Duarte Rodrigues (Batata) & Alexandra de Miranda Rodrigues.
Participação Especial de Valdir Diniz de Paula Lima (o "Dico").

- Provérbios 22:6

Instrua a criança segundo os objetivos
que você tem para ela,
e mesmo com o passar dos anos
não se desviará deles.

RESUMO DOS MILAGRES

1º Milagre
A resposta imediata sobre o sonho da "Ale".

2º Milagre
O fato de uma Decisão mudar tudo.

3º Milagre
À medida que foi sendo feito necessário o dinheiro apareceu na hora e na quantidade certinha.

4º Milagre
Lembrar da promessa feita lá atrás, e essa recordação servir de combustível para que procurássemos ajuda.

5º Milagre
Fazer um exame que quase tirou a vida da "Ale" e que poderia ter deixado sequelas gravíssimas nela ou diretamente em seu útero, não deixou nenhuma sequela física.

6º Milagre
O Doutor do convênio também trabalhava no SUS e nos encaminhar para lá.

7º Milagre
Ao invés de desistir e ir embora, eu perdi o controle e fui tirar satisfação com o médico, e ele

me desarmou com a maior calma e ainda disse que estaria ao nosso lado.

8º Milagre

A cirurgia foi um sucesso.

9º Milagre

Um casal jovem em plena idade reprodutiva aguentar a barra juntos de meses sem ter relação, e ainda continuarem juntos no propósito.

10º Milagre

As palavras de conforto simplesmente saíram da minha boca como se elas não fossem minhas.

11º Milagre

A disposição para arrumar um guarda roupa depois de um dia pesado de faxina só para que a "Ale" pudesse achar o papel.

12º Milagre

A resposta sobre voltar num lugar que prometemos nunca mais voltar.

13º Milagre

A abertura das inscrições foi no dia exato em que voltamos lá na Santa Casa.

14º Milagre

"Eu" desistir ou protelar os meus sonhos de ter a minha própria escola de música, e estúdio de gravação sem a menor dor na consciência apenas porque o Médico disse que a "Ale" não

poderia passar por nenhum estresse durante a gravides.

15º Milagre

Não deixar se abater, mesmo vendo que o processo mais eficaz que conhecíamos tinha acabado de falhar, e conseguir nos alegrar com as vitórias dos outros.

16º Milagre

Um médico, profissional extremamente capacitado dizer, "Já perdemos mesmo este Ciclo, vamos inseminar vai que..."

17º Milagre

A paz que ficamos mesmo achando que estava passando o que achávamos que era a nossa penúltima tentativa.

18º Milagre

O resultado positivo, e aquele abraço coletivo.

19º Milagre

É claro que não poderia faltar o maior de todos os Milagres, o nascimento do nosso presente de Deus. O Nascimento do Nosso Arthur de Miranda Rodrigues (ou como ele é conhecido hoje em dia o Batatinha)

Com certeza estes não foram os únicos Milagres neste período da minha vida, e imaginem quantos mais Milagres aconteceram depois de que ele nasceu.

Estou terminando de revisar e publicar esse livro na semana em que o Arthur completa 10 anos de vida. Ele nasceu em 28/07/2013 do signo de Leão de parto natural, o nome Arthur foi escolhido por vários motivos, mas entre eles era por eu gostar das histórias medievais e por consequência do Rei Arthur.

Rei Arthur, **Leão** o **Rei** Selva, Signo **Leão**, **Leão** de Judá, a **capa** deste livro, e todas as **imagens** dentro dele, será coincidência, de novo?

Acho que não.

Eu considero esta obra mais um milagre na minha vida, e como a maioria desses Milagres foi muito prazeroso para mim escrever, revisar, e principalmente relembrar os momentos bons e até os momentos difíceis.

Hoje é 02/08/2023 e depois do nascimento dele já tenho várias histórias pra contar, então será que teremos continuação?

Aguardem...